西北工业大学精品学术著作
培育项目资助出版

分子模拟技术在生物医学高分子
材料共混改性中的应用

魏庆华　汪焰恩　张映锋　著

科学出版社

北　京

内 容 简 介

本书是作者及团队近年来运用分子模拟方法结合实验研究生物医学高分子材料共混改性与性能的成果总结。全书共 10 章，以常用生物医学高分子材料共混改性为研究目标，通过对高分子材料体系的分子模拟，系统地研究了不同组分高分子材料体系结构、性能，阐明了体系组分间的相互作用机理，并结合实验方法对模拟结果的可靠性与准确性进行了验证，形成了针对生物医学高分子材料共混改性的分子模拟方法，为生物医学高分子材料的改性设计及性能研究提供了工艺指导和理论依据，具有一定的科学价值和实际意义。

本书可供材料学、组织工程、医疗器械、生物制造、生物医学工程等领域科研工作者和高校师生参考阅读。

图书在版编目（CIP）数据

分子模拟技术在生物医学高分子材料共混改性中的应用 / 魏庆华，汪焰恩，张映锋著. —北京：科学出版社，2024.3
　ISBN 978-7-03-077393-7

　Ⅰ. ①分… 　Ⅱ. ①魏… ②汪… ③张… 　Ⅲ. ①计算机模拟–应用–生物材料–高聚物–共混–改性–研究 　Ⅳ. ①R318.08-39

中国国家版本馆 CIP 数据核字（2024）第 004468 号

责任编辑：杨　丹 / 责任校对：崔向琳
责任印制：赵　博 / 封面设计：陈　敬

科学出版社 出版
北京东黄城根北街 16 号
邮政编码：100717
http://www.sciencep.com

中煤（北京）印务有限公司印刷
科学出版社发行　各地新华书店经销

*

2024 年 3 月第 一 版　开本：720×1000　1/16
2024 年 9 月第二次印刷　印张：12 1/2
字数：248 000
定价：125.00 元
（如有印装质量问题，我社负责调换）

前　言

随着科学技术的发展，高分子材料在民用、国防等领域得到了深入应用，对其性能的要求越来越高。单一的高分子材料往往难以满足实际功能需求，开发全新的高性能高分子材料不仅难度大，而且耗时长、成本高。人们在实践中发现，通过将两种或多种高分子材料共混改性，可获得多种性能优异的改性新材料，实现材料的优势互补，赋予材料新的性能，满足更高性能的实际需求，这为新型高分子材料的开发和应用开辟了一条新的途径。

传统的材料共混改性一般是借助实验方法，将多种材料混合，利用化学方法或物理方法改进材料的一些理化性能，以达到预期目的。在进行改性设计的过程中，为了探寻最佳的组分比，通常需要开展大量的实验，过程相对繁琐，工作量大，还延长了新型材料的开发周期。近年来，得益于计算机技术的迅猛发展和分子模拟理论的日趋成熟，分子模拟技术逐渐被广泛应用于生物、物理、化学、医学等诸多领域。分子模拟技术主要通过经典分子力学计算实时地模拟材料体系中各原子、分子的微观运动，结合统计学原理研究体系的宏观物理化学性质，实现对材料性能的预测和评估，在原子水平上分析和解释实验结果，最终设计和开发新型结构的化合物、共混物以及功能型复合材料等。该技术的出现不仅减少了资源浪费，而且大大缩短了新型材料的开发周期，被视为理论与实验研究方法的重要辅助手段。

作者及所在团队多年来一直围绕生物医学高分子材料的分子模拟、改性设计、成型工艺等展开研究，理论和实验取得了系列成果。为了更好地为高分子材料共混改性设计研究提供借鉴，作者对近年来团队在生物医学高分子材料共混改性设计领域的研究成果进行整理，撰写成书。本书以分子模拟技术在不同生物医学高分子材料共混改性设计方面的应用为研究对象，分别从共混体系的结构、性能及作用机理等方面进行分析，系统地阐述了分子模拟技术在高分子材料共混改性设计及其性能研究中的应用。本书内容可为高分子材料共混改性设计提供一定的理论指导和借鉴，也为共混材料的性能研究提供一种新的方法。

感谢国家自然科学基金（项目编号：52275292、51905438、51175432、50905147）、陕西省重点研发计划（项目编号：2022GY-228）、重庆市自然科学基金（项目编号：CSTB2022NSCQ-MSX0239）等项目对本书相关研究工作的资助；感谢西北工业大学精品学术著作培育项目对本书出版的资助；感谢参与本书撰写、统稿和校稿的人员，包括团队的硕博士研究生李明阳、张娟、孙道岑、周佳易、杨荣斌、陈小虎、刘敏艳、安亚龙、赵旭东等；感谢科学出版社编辑的辛勤付出。此外，在本书撰写过程中，作者参考和引用了国内外相关领域学者发表的文献，在此一并表示感谢。

分子模拟技术在高分子材料共混改性设计中的应用涉及材料、生物、物理、化学、计算机等诸多学科，而作者的水平有限，书中疏漏和不足之处在所难免，恳请广大读者批评指正。

魏庆华

西北工业大学机电学院

2023 年 9 月于西安

目　　录

第1章 绪　论

1.1　生物医学高分子材料及其改性

1.1.1　生物医学高分子材料

生物医学高分子材料又称医用生物高分子材料，是指对生物体进行治疗、诊断和置换坏损的组织器官或增进其功能的高分子材料[1]。20世纪80年代后期，人们将生物技术应用于生物材料的研究，结合生物要素和功能构建有生物活性的材料，从而提出了组织工程的概念[2]。组织工程的提出标志着医学已走出器官移植的范畴，步入了制造组织和器官的新时代。20世纪高分子科学的蓬勃发展极大地推动了生物医学高分子材料发展。生物医学高分子材料在药物载送缓释和生物支架材料等方面有着广泛的应用前景。当前可用作生物材料的高分子材料，按其来源可分为天然生物医学高分子材料和合成生物医学高分子材料。

1. 天然生物医学高分子材料

天然生物医学高分子材料通常是指来源于动植物、人体内或天然存在的大分子物质，能在机体生理环境下，通过水解、酶解等方式逐步降解成机体内存在的小分子物质，然后通过新陈代谢完全吸收或排泄，对机体本身无毒副作用。天然生物医学高分子材料可分为蛋白质类生物材料、多糖类生物材料和脱细胞组织衍生生物材料。蛋白质类生物材料包括胶原、明胶和丝素蛋白等，多糖类生物材料包括纤维素和壳聚糖等。天然生物医学高分子材料种类不同，性质也有很大差别，在生物医学领域的不同方面发挥各自的独特优势。

天然生物医学高分子材料由于其良好的生物相容性、生物可降解性和重塑能力，被广泛应用于临床医学中受损组织和器官的修复或替换。此外，天然生物医学高分子材料还具有支持细胞迁移、增殖、分化和黏附的能力，进而促进组织再生。基于天然生物医学高分子材料的诸多优点，其已被广泛应用于不同的生物医学领域。然而，天然生物医学高分子材料也存在一些缺陷，主要有免疫原性、结构复杂性和较差的生物力学特性。

2. 合成生物医学高分子材料

合成生物医学高分子材料是指利用聚合物的合成反应(链增长聚合和逐步增

长聚合)形成的生物医学高分子材料。与天然聚合物相比,合成聚合物由于具有更好的多功能性、可加工性和可控的降解性,在生物医用领域获得了广泛的应用。合成聚合物包括惰性聚合物和生物可降解聚合物。惰性聚合物(不可生物降解)在人体内不会发生化学变化,常用的惰性聚合物有聚硅氧烷、聚丙烯酸酯、聚乙烯及相关聚合物,如聚酰胺、聚氨酯、聚酯和聚醚等[3]。该类聚合物对细胞和组织是惰性的,并且可以承受加热和辐照,即能够对它们进行杀菌消毒,在许多外科和非外科手术中应用,而且其应用范围扩大到医疗器械中。生物可降解聚合物是指能在人体内发生化学反应,缓慢转化为水溶性物质的材料。该类聚合物在分子链端一般含有活性基团,可以通过水解或酶解在体内被降解为水溶性小分子物质。当分子链中的这些基团被水解时,聚合物链逐渐变短,最终全部降解。常见生物可降解聚合物包括脂肪族聚酯(聚乳酸及其共聚物、聚乙醇酸、聚己内酯、聚羟基丁酸酯和聚羟戊酸等)、聚原酸酯、聚碳酸酯、聚酸酐、聚磷酸酯和聚磷腈等[4-5]。

合成生物医学高分子材料在实际应用中表现出优良的机械性能和优越的生物相容性,并且具有孔隙率、孔隙连接度的可调性,在生物组织工程领域展现出巨大的优势和应用前景。然而,这类材料往往亲水性差,对细胞亲和力弱,不利于细胞的增殖和分化以及黏附和生长。

1.1.2　生物医学高分子材料的改性

组织工程期望的生物高分子活性材料不仅有良好的生物相容性和力学负载能力,而且生物可降解和降解产物易吸收或代谢,此外还要有利于细胞的黏附、生长、增殖以及基因表达和调控等。尽管生物医学高分子材料已经具备了众多优异的性能,但是在实际应用中仍存在较多局限性,单一组分或单一结构的材料很难满足机体对材料性能多样性的要求。

材料的基本组成决定了材料的基本性能,而改性能够改变材料的结构、形貌和性能,使材料的应用范围更加广泛[6]。为了改善性能,满足不同需求,需要对生物医学高分子材料进行改性处理。目前,针对生物材料的力学性能、生物相容性、生物可降解性、温敏性、pH 响应性、磁响应性、亲水性及结晶性等已经进行了广泛的改性研究,改性方法包括共聚、共混、小分子修饰及支化结构改性等。其中,共混改性方法原理简单、成本低廉、门槛低且操作相对简单易控,是高分子材料改性研究中常用的一种方法。通过多种聚合物的共混,不同聚合物的特性组合优化,材料性能获得明显改进,或赋予原聚合物所不具有的新性能,为高分子材料的开发和应用开辟了一条新的途径。

1.2　生物医学高分子材料共混改性方法及应用

聚合物的共混改性研究，最早可追溯到 20 世纪 50 年代末 60 年代初美国陶氏化学公司(DOW)对高抗冲击高分子聚合物材料的开发。陶氏化学公司利用熔融物理共混的方法，将聚丙烯腈(PAN)、聚丁二烯(PB)、聚苯乙烯(PS)三种高分子材料共混成功制备出了具有高强度、高抗冲击性的丙烯腈-丁二烯-苯乙烯(ABS)共聚物，将 PB 和 PS 共混制备出了高抗冲击性聚苯乙烯(HIPS)。ABS 和 HIPS 对 PS 树脂材料抗冲击性能的成功改进，引起了人们对聚合物共混改性的重视和兴趣，开拓了聚合物共混改性的新领域。共混改性发展至今已有 60 余年的历史，在生物医学高分子材料的改性形式和方法上得到了长足的发展和成熟的应用。目前，生物医学高分子材料的共混改性根据制备过程中是否涉及化学反应，可分为物理共混、化学共混以及物理/化学共混的联合使用。

1.2.1　物理共混

物理共混是指两种或两种以上生物医学高分子材料、无机生物材料以及助剂在一定温度下进行机械掺混，形成一种宏观上均匀新材料的过程。物理共混不涉及化学反应，仅凭借扩散、对流和剪切力作用来达到混合和分散的目的，包括熔融共混和溶液共混等。熔融共混是指在机械外力的作用下，材料以高温熔融状态进行均匀混合，继而通过冷却和直接成型的方式制备出共混材料；溶液共混是将两种或多种聚合物溶解于同一溶剂中，使其混合成均匀溶液，然后将溶液进行浇模，凝固或干燥后制成混合聚合物合金。熔融共混是制备聚合物合金简单易行且应用广泛的方法。

当前，物理共混技术已被成熟应用于生物医学高分子材料的改性研究中。熔融共混挤出是聚合物复合材料常用的方法，该技术依赖于使用双螺杆挤出机在特定温度下将聚合物和填料混合一段时间。挤出后，聚合物复合材料将在一定条件下压缩成型为最终产品。制备的复合材料的机械和热特性可以通过填料含量来控制。例如，聚乳酸(PLA)是一种疏水性聚合物，由于其再生性、生物可降解性和可加工性，广泛用于药物运输、移植物、缝合线和组织工程等领域，然而高脆性、低韧性和加工不稳定性等特点使其在应用中受到限制，将 PLA 与其他物质混合可以增强共混物中 PLA 的亲水性，提高机械性能并保持其生物可降解性。在氮气流下，将 PLA 颗粒和质量分数为 5%的陶瓷粉末与两个容量为 5cm³ 的锥形共旋转螺钉混合在微混合器中，制备陶瓷/PLA 生物可吸收复合材料[7]。此外，通过使用双螺杆挤出机和微孔注射成型，将刚性的 PLA 与柔性的热塑性聚氨酯(TPU)以不同比例混合[8]。随着 TPU 含量的增加，共混物的断裂伸长率显著提高。PLA/TPU

共混物也比纯 PLA 表现出更好的细胞活力。Frydrych 等[9]开发了聚癸二酸甘油酯(PGS)/PLA 共混物的仿生支架，通过溶剂浇铸、冷冻干燥和固化后应用于脂肪组织工程。与纯 PLA 支架相比，PGS/PLA 支架具有更好的亲水性、更理想的孔隙率和软组织工程力学性能，并增强了细胞对支架的渗透性和组织生长。此外，将 PLA 与其他润湿性更好的天然聚合物混合，提供了一种可行的方法来调整其生物可降解性，使其与组织生长或恢复所需的时间匹配。例如，PLA 和羟基磷灰石(HA)熔融共混后压缩成型，具有更高的机械强度和断裂伸长率，可用于骨移植[10]。PLA 和壳聚糖、PCL 溶液共混，将 PLA 的机械强度、PCL 的柔韧性和壳聚糖的溶胀行为结合后形成薄膜，可作为伤口敷料抗菌止血[11]。

　　天然聚合物由于其性质不同而被设计为不同功能的材料，溶液共混是天然生物医学高分子材料改性的首要方式。天然或合成聚合物通过化学交联或物理交联可获得水凝胶，基于天然高分子材料的水凝胶，可用作细胞培养、装载药物和组织再生的支持材料。其中，海藻酸钠和明胶是常用的天然生物医学高分子材料。海藻酸钠本身不提供哺乳动物细胞黏附配体，由胶原蛋白衍变的明胶可提供生物活性氨基酸残基，以及更多的黏附位点，促进细胞黏附，弥补了海藻酸钠的不足。海藻酸钠可以防止明胶的自发热凝胶化，使其在室温下保持低黏度[12]。海藻酸钠/明胶溶液共混已经广泛用于组织工程再生领域。改性后的海藻酸钠/明胶溶液常被作为组织工程中的生物支架材料，增强细胞黏附、生长和增殖，同时可传递生长因子，诱导体外细胞分化和组织生长。此外，海藻酸钠和壳聚糖溶液混合冷冻干燥后可形成大孔支架，其孔隙率 80%以上，孔径 170～201μm。与纯海藻酸钠相比，其机械性能得到优化(更高的储存模量和杨氏模量)；能够使间充质干细胞(MSC)保留(高于 90%)、长期存活和成纤维细胞生长因子(FGF2)分泌，支持组织体内血管的形成[13]。此外，嗅鞘细胞和神经干细胞在壳聚糖/海藻酸盐水凝胶上增殖良好[14]，证明海藻酸钠/壳聚糖水凝胶在神经血管再生工程中有良好的潜在应用。天然生物医学高分子材料大多力学性能不足，加入纳米材料可以为其提供高度互联的纳米纤维网，改善细胞附着分化，增强支架机械性能。例如，纳米纤维素(CNC、CNF、CNCT、CNFT)与海藻酸钠混合可改善水凝胶孔径，更适合营养物质的运输和细胞生长；增强机械性能和稳定性，同时不影响其孔隙率和吸水能力及其他生物液体[15]。其中，CNC 是一种适合增强生物墨水剪切稀化性能的添加剂，可改善海藻酸钠基水凝胶的可打印性。与 CNC 相比，添加 CNF 增加了生物墨水对物理变形的耐受性，且有优异的形状保真度，在 30 天的降解过程中仍保持形状[16]。

　　不同的材料混合往往具备不同的性能。例如，SA 和羧甲基壳聚糖(CMC)溶液混合，通过 Ca^{2+} 交联聚吡咯(PPy)掺杂在 SA/CMC 结构中。与传统的单一水凝胶不同，制备的 SA/CMC/PPy 水凝胶具有可控的导电性和适当的机械性能，可作为神经导管的填充材料[17]。明胶/海藻酸盐/HA/PPV 混合制备的皮肤贴片具有抗感染和促进软组织再生的双重生物功能[18]。因此，不同聚合物的混合为定制特异性组织支架提供了机会。除了组织再生，生物医学高分子材料溶液也被广泛应用于药物传递领域，如壳聚糖(CS)/聚乙烯醇(PVA)水凝胶可调节 pH 以控制药物释放，壳聚糖/海藻酸钠混合凝胶制备含有曲安奈德的多聚体结肠给药系统。与模拟胃环境(pH1.2)相比，在模拟肠道环境(pH7.5)中观察到颗粒系统具有更高的溶胀度和更快的药物释放作用[19]。

1.2.2 化学共混

化学共混包括接枝共混和嵌段共混等。接枝共混通常先将一种聚合物溶解在另一种单体中，加入引发剂使其聚合，同时发生共聚反应，从而改变大分子链上的原子或原子团的种类及其结合方式，赋予材料新的性能，扩大材料的应用范围。

单羧酸与壳聚糖的相互作用如图 1-1 所示。Savin 等[20]制备了基于壳聚糖接枝聚(乙二醇)甲基丙烯酸酯共聚物用于药物递送的聚合物纳米载体。通过 Michael 加成反应获得高溶性壳聚糖接枝聚(乙二醇)甲基丙烯酸酯，以合成无毒的微/纳米颗粒(MNP)。壳聚糖的化学修饰增强了壳聚糖在水性介质中的溶解度。壳聚糖也可以与乙酸、丙酸、丁酸、戊酸和己酸酐反应，进行壳聚糖酰化，得到修饰度为 20%～50%的接枝酰胺，以及与血液高度相容的生物可降解化合物[21]。壳聚糖接枝聚(乙二醇)甲基丙烯酸酯共聚物的形成见图 1-2。

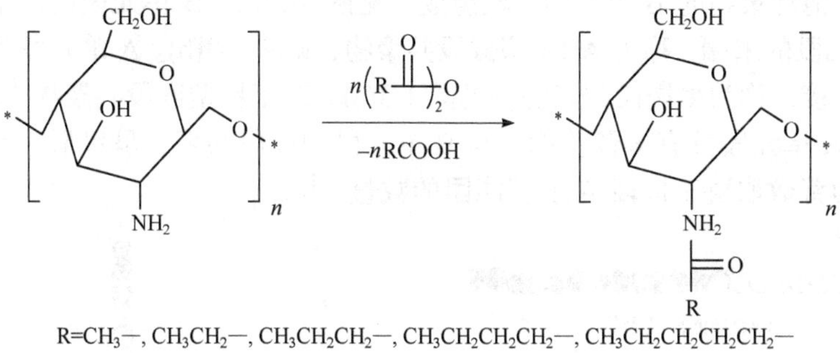
CH₂OH
O
OH
NH₂
n
n(R—C(=O))₂O
−nRCOOH
R
R=CH₃—, CH₃CH₂—, CH₃CH₂CH₂—, CH₃CH₂CH₂CH₂—, CH₃CH₂CH₂CH₂CH₂—

图 1-1 单羧酸与壳聚糖的相互作用[20]

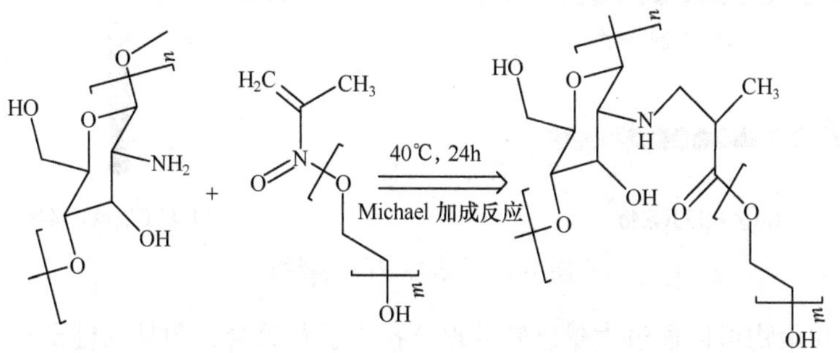
HO
NH₂
OH
H₂C
CH₃
N
40℃, 24h
Michael 加成反应
CH₃
OH
m
n

图 1-2 壳聚糖接枝聚(乙二醇)甲基丙烯酸酯共聚物的形成[21]

除了壳聚糖，木质素也是一种重要的常被用于接枝共混的生物医学高分子材料。用癸二酸对生物聚合物木质素进行化学改性，引入羧酸功能。利用木质素丰富的羟基对其进行改性。在1,5,7-三氮杂双环[4.4.0]癸-5-烯(TBD)催化剂的存在下，通过开环聚合制备了聚黄酮酸乙酯(PEB)。将改性木质素和改性 PEB 接枝共聚得到木质素-改性 PEB。这种新型聚合物具有良好的熔化温度(78℃)，可进行热加工。通过改变木质素与 PEB 的质量比和 PEB 的分子量，可以方便地控制新型木质素接枝 PEB 的力学性能[22]。

接枝共混还可以通过原位反应挤出法进行。Luo 等[23]通过熔体挤出过程中过氧化二丁酯(DCP)引发的自由基接枝，成功地制备了基于细菌聚酯聚(3-羟基丁酸酯-co-3-羟基戊酸酯)(PHBV)和软木硫酸盐木质素的绿色生物聚合物合金。接枝增强了 PBHV 与木质素的相互作用，降低了结晶度，从而提高了合金的玻璃化转变温度、热稳定性和熔体强度。这种一步原位反应挤出法提供了一种实用和简单的策略，开辟了一条有效利用低成本和可再生木质素作为生物聚合物合金成分的可持续材料的途径。

嵌段共混可以看成是接枝共混的特例，其接枝点位于聚合物主链的两端。嵌段共聚物是由化学结构不同的链段交替聚合而成的共聚物。图 1-3 为代表性嵌段共聚物。最简单的嵌段共聚物是 AB 型嵌段共聚物，由均聚物 A 单元的一段与其他均聚物的 B 单元的一段组成，见图 1-3(a)。B 单元段的两端都连接在 A 单元段的末端，称为 ABA 型嵌段共聚物，见图 1-3(b)。A 单元段和 B 单元段多次连接，称为多嵌段共聚物，见图 1-3(c)。对于星型嵌段共聚物，如图 1-3所示，　A 单元段具有多臂功能，与 B 单元段的嵌段共聚，呈星形。星型嵌段共聚物的臂数取决于嵌段 A 上官能团的数量[24]。

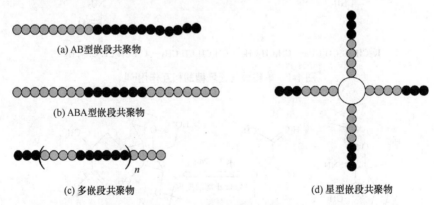

(a) AB型嵌段共聚物

(b) ABA型嵌段共聚物

(c) 多嵌段共聚物

(d) 星型嵌段共聚物

图 1-3　代表性嵌段共聚物

嵌段共聚物可以通过大量已知的聚合技术进行聚合，包括活性聚合、阴离子聚合、自由基聚合、阳离子聚合、开环聚合、光聚合、基团转移聚合和 Ziegler/Natta

聚合。目前应用广泛的技术是活性聚合，单体的分子量比(引发剂/单体的变化)、体积比(单体/单体的变化)以及嵌段排列(AB、ABA、BAB)都可以按需要的方式进行调整。

聚乳酸(PLA)及其共聚物是一种基于羟基烷酸的疏水性脂肪族聚酯，具有优越的性能，在制药和生物医学中有着广泛的应用。研究人员对 PLA 的嵌段共聚进行了大量的研究。合成了 PLA-b-聚(N, N-二甲氨基乙基甲基丙烯酸酯)(PDMAEMA)，用于疏水性药物双嘧达莫的自组装、封装和 pH 响应释放[25]。研究了一对 PLLA-b-PDMAEMA(l-立体形态)和 PDLA-b-PDMAEMA(d-立体形态)在水中形成的立构复合结构，表现出立构复合结构的衍射图案；熔点比单个共聚物高 65℃[26]。还采用类似的方法合成基于 PCL 的 PEO-b-PCL-b-PDMAEMA，该材料可用于基因递送[27]。

传统的嵌段共聚物无法在长度尺度上控制结构形成。基因工程的进步促进了基于蛋白质嵌段共聚物的合成，通过控制分子量，可产生独特的物理和生物学特性。将肽块纳入共聚物设计的优势源于蛋白质的基本特性，即采用有序构象并进行自组装。鉴于生物聚合物的优势，基于蛋白质的嵌段共聚物作为功能设计策略而受到越来越多的关注[28-30]。许多研究利用重组脱氧核糖核酸(DNA)技术合成基于蛋白质的嵌段共聚物，包括弹性蛋白样和丝状嵌段共聚物[31]、蜘蛛丝嵌段共聚物[32-33]、弹性蛋白样软骨低聚基质蛋白阻断共聚物和具有卷曲结构域的嵌段共聚物[34]。重组 DNA 技术能够形成具有程序序列、二级结构、空间结构和精确分子量的嵌段共聚物[35]。相比之下，化学合成不能达到这种控制水平。

1.3　分子模拟技术

分子模拟技术是指利用理论方法与计算技术，模拟或仿真分子运动的微观行为，已经发展成为化学、物理学、生命科学、材料学等多个领域的重要研究手段。先进行模拟计算，再进行实验，往往能够减少盲目性，增强目的性，节约成本和时间，取得事半功倍的效果。完全可以预期，在未来的科学实验中，分子模拟技术术能够发挥出越来越大的作用，为解释并预测分子结构和性质、阐述化学反应的机制提供强有力的工具。

1.3.1　概述

分子模拟技术是 20 世纪 80 年代初兴起的一种计算机辅助实验技术，利用计算机以原子水平的分子模型来模拟分子的结构与行为，进而模拟分子体系的各种物理化学性质。分子模拟技术可以模拟分子的静态结构，也可以模拟分子体系的动态行为。计算机模拟既不是实验方法也不是理论方法，而是在实验基础上，通过基本原理构筑起的一套模型与算法，从而计算出合理的分子结构与分子行为。分子模拟技术可以模拟现代物理实验方法无法考察的物理现象和物理过程，从而发展新的理论；研究化学反应的路径、过渡态、反应机理等十分关键的问题，代替以往的化学合成、结构分析、物理检测等实验而进行新材料的设计，可以缩短新材料研制的周期，降低开发成本[36]。

分子模拟主要包括量子力学模拟(quantum mechanics simulation)、分子动力学(molecular dynamics，MD)模拟、蒙特卡罗(Monte Carlo，MC)模拟和耗散粒子动力学(dissipative particle dynamics，DPD)模拟等。分子动力学模拟和耗散粒子动力学模拟是研究高分子体系基本性质常用的数值仿真计算方法，已被成熟应用于高分子体系基本性能的计算及材料的改性设计，也是本书主要关注的两种方法。

1.3.2　分子动力学模拟

分子动力学模拟[37]是以经典牛顿力学模型(即分子力场)为基础，通过求解体系的牛顿运动方程来确定原子或分子的运动轨迹，然后在不同状态下进行抽样统计分析得到体系的微观结构和宏观性质，能够在分子或原子水平上求解多体问题。分子动力学模拟能提前对实验研究进行预测，也能通过对实验结果的重现来检验理论的正确性，在理论和实验之间搭建了一个桥梁。分子动力学模拟还能像做实验一样进行观察和显示，尤其一些实验中无法获得的微观和原子尺度上的细节在分子动力学模拟中能方便地观察到，使得分子动力学模拟在力学、数学、物理、化学、生物、材料学和计算机科学等领域广泛应用[38]。

分子动力学模拟经历了以下几个发展阶段。1957年，Alder等[39]提出了分子动力学模拟，并且采用分子动力学模拟研究了由硬球流体组成的二维体系，验证了Kirkwood在1939年根据统计力学方法提出的"刚性球组成的集合系统会发生由液相到结晶相的转变"预言，即Alder相变。1967年，Verlet[40]采用分子动力学模拟计算了Lennard-Jones流体，提出了Verlet积分算法，显著提高了模拟计算速度。1971年，Rahman等[41]对液态水进行了分子动力学模拟，之后Lees等[42]采用分子动力学模拟研究了速度梯度的非平衡系统。1977年，McCammon等[43]利用分子动力学模拟研究了9.2ps内牛胰蛋白酶抑制剂的动力学性质，证实了蛋白质运动主要是由内部分子运动决定的。1980年，Andersen[44]提出了恒压下分子动力学模拟，之后Gillan等[45]采用分子动力学模拟研究了温度梯度的非平衡系统。1984年，Nose[46]提出了恒温下分子动力学模拟，之后Car等[47]将分子动力学与密度泛函理论结合起来进行研究。近些年，随着计算机技术和模拟方法的迅速发展,分子动力学模拟在时间尺度和模拟对象方面有了很大的提升,应用越来越广泛。

1.3.3 耗散粒子动力学模拟

耗散粒子动力学模拟是 1992 年 Hoogerbrugge 和 Koelman 在分子动力学和气体格子法基础上提出的一门新兴介观数值模拟技术[48-49]。该技术能够在介观的时间与空间尺度上模拟高分子体系,得到了 Groot 和 Warren[50]的进一步完善。其基本单元是离散的被称为"粒子"的动量载体,它们是一些具有质量的粗粒化实体,相当于一个小的液体单元,也可以看作真实高分子聚合物的一个链段。每个粒子的运动代表原子团体、分子集体的动力行为,这些粒子在连续的空间、离散的时间步长内运动,每个粒子在给定的范围内和周围的粒子发生相互作用,通过 DPD 粒子的随机和耗散特性来描述分子或原子的无规则热运动。粒子间的相互作用力包括保守力、耗散力及随机力。

DPD 模拟与 MD 模拟不同的是对体系分子进行了一定程度的粗粒化处理,忽略了原子尺度的部分信息,从而在较大的时间尺度和空间尺度上反映体系的物理特性,弥补了 MD 模拟复杂流体时在时间和空间尺度上的缺陷。DPD 模拟始于经典牛顿运动定律,用具有相同体积的 DPD 珠子代替系统中的高分子链的一个甚至几个单体,并通过柔性势能函数模拟跟踪体系中能量的变化趋势,采用牛顿运动定律和随机力、保守力、耗散力共同来描述体系中各珠子的运动状态。经过多年的发展,DPD 模拟方法已经成为一种在介观尺度上广泛应用的计算机模拟方法,被成熟应用于生物、物理、化学、材料等领域。

1.3.4 分子模拟技术在高分子材料共混研究中的应用

近年来,由于计算机技术的发展以及分子模拟方法和理论的日趋成熟,分子模拟技术在材料、生物、化学、制药等诸多领域得到了广泛的应用(图 1-4)。该技术主要是通过经典分子力学对体系中各个原子的位置、速度、加速度等基本动态信息进行实时计算,从而模拟体系中各原子的微观运动,并结合统计力学原理对体系的宏观理化特性进行分析计算,进而得到部分通过实验手段难以得到微观性质[51-52],预测可能进行的实验过程和在原子水平上分析实验结果,揭示机理[53-56];设计和开发新材料[57]、共混物[58]及功能复合材料[59]等。物理共混改性操作简便,无新的物质引入,是生物医学高分子材料性能提升的一种常规手段。分子模拟技术在高分子材料的改性设计及性能研究方面已有大量的应用。下面对分子动力学模拟技术和耗散粒子动力学模拟技术在高分子材料领域应用进行介绍。

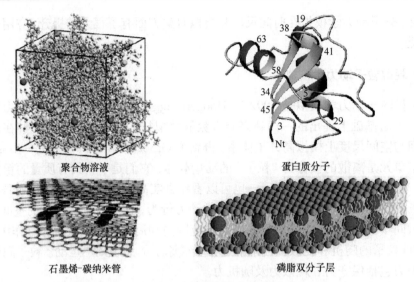

图 1-4　分子模拟技术的应用

1. 分子动力学模拟技术的应用

Wu 等[60]利用分子动力学模拟技术研究了不同组分比聚乙烯醇(PVA)/聚乙烯吡咯烷酮(PVP)共混体系的混溶性。体系的内聚能密度和分子间原子对相关函数确定的 Flory-Huggins 相互作用参数表明，PVA 和 PVP 两种高分子材料可以实现任意比例混溶。Bedrov 等[61]借助分子动力学模拟技术对 1,4-聚丁二烯(PBD)和二面体障碍减少或消除的 PBD 链组成的共混聚合物体系进行了研究，探讨了不同组分对体系的玻璃化转变温度和弛豫行为的影响。Yang 等[62]借助分子动力学模拟技术构建了不同组分比的 BAMO-AMMO/DIANP 复合材料体系，并计算了复合体系的相容性、分子间相互作用以及力学性能，结果表明 DIANP 与 BAMO-AMMO 共聚物具有很好的相容性，还能够加强 BAMO-AMMO 共聚物的机械性能(图 1-5(a))。Pannuzzo 等[63]在分子动力学模拟技术帮助下，通过构建聚乳酸-羟基乙酸(PLGA)与聚乙二醇(PEG)的共混体系模型，利用力场方法模拟了 PLGA 链和 PEG 链的热力学行为，预测了共混物的整体物理化学特征，并提出了一种预测 PLGA/PEG 共混物理化性质的计算方案，为生物医学应用的聚合物混合物的合理设计提供了参考(图 1-5(b))。Pavel 等[64]利用分子动力学模拟技术研究了氧气和二氧化碳小分子物质在无定形聚对苯二甲酸乙二醇酯和芳香族聚酯共混体系中的扩散规律，重点阐明了温度、聚合物动力学、密度和自由体积分布对小分子物质扩散性能的影响，揭示了扩散系数与自由体积分布的内在关系(图 1-5(c))。Chen 等[65]以纳米二氧化硅增强的 Bis-GMA/TEGDMA 树脂复合材料为材料模型，通过分子动力学模拟，研究了有机组分和无机组分对复合材料结构和性能的影响。结果表明，即使是少量的纳米二氧化硅(质量分数最高可达 10 %)，由于分子间氢键的增加和聚合物链的收缩，也能显著改善力学性能(图 1-5(d))。纳米二氧化硅的增强效应比双 GMA 树脂单体的增强效应强得多，这为纳米粒子改性复合树脂材料提供了工艺参数指导。Oliveira 等[66]借助分子动力学模拟技术评估了天然柴油分子(正石蜡、异石蜡、环烷、芳烃和杂原子)与四种不同的甲酯(硬脂酸、油酸、亚油酸和亚麻酸)分子之间的相互作用，并通过分布函数定量计算了柴油分子在甲酯周围的积累，揭示了柴油/生物柴油混合燃料中柴油和生物柴油分子的排列行为(图 1-5(e))。

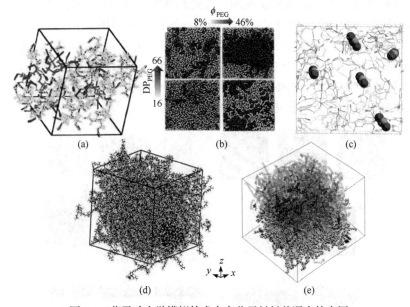

图 1-5　分子动力学模拟技术在高分子材料共混中的应用

(a) BAMO-AMMO/DIANP 共混[62]；(b) PLGA 和 PEG 共混[63]，ϕ_{PEG} 表示 PEG 的质量分数，DP_{PEG} 表示 PEG 的重复单元数；(c) CO_2 在共混体系中的扩散模型[64]；(d) Bis-GMA/TEGDMA/SiO_2 共混树脂[65]；(e) 柴油/生物柴油共混[66]

2. 耗散粒子动力学模拟技术的应用

介观尺度的模型能够用比微观分子模型大很多的基本单元来描述不同属性的材料。介观尺度模拟方法能够模拟的体系，其空间和时间尺度都远远大于分子动力学模拟方法所能描述的体系。该方法已被成熟应用于各大研究领域，特别是研究高分子体系的相关性质。

Wang 等[67]采用耗散粒子动力学模拟技术研究了半柔性线圈二嵌段共聚物与线圈或半柔性均聚物的液晶组装过程(图 1-6(a))，以链刚度和均聚物体积分数为函数，构造了共混物相图和半柔性块之间的取向有序参数，研究了不同刚度的半柔性线圈/线圈共混体系共混相行为。结果表明，将均聚物共混到半柔性共聚物中可以诱导液晶组装，甚至可以有效地改善半柔性嵌段的取向顺序。Kong 等[68]利用耗散粒子动力学模拟随机反应，研究了二元溶液中高分子聚合诱导高分子团聚和高分子团聚加强聚合的过程(图 1-6(b))。研究结果有助于更好地理解共聚物材料制备过程中反应动力学与扩散动力学之间的协同竞争关系，对实验室和工业中更好地设计和改进共聚技术具有一定的指导意义。孙德林和周健[69]采用耗散粒子动力学模拟技术研究了水化 Nafion 膜和水化聚乙烯醇(PVA)/Nafion 共混膜的微结构(介观模型见图 1-6(c))。模拟结果表明水化 Nafion 膜和水化 PVA/Nafion 共混膜均能形成相分离的微结构，在水化 Nafion 膜中，水与磺酸根混合形成管状的水团簇，随着膜内水含量增多，管状水团簇的尺寸逐渐变大并在膜内形成连续的水通道，可为直接甲醇燃料电池用的 PVA 改性 Nafion 膜的开发提供参考。Li 等[70]用耗散粒子动力学模拟技术系统研究了脂质双分子层与具有不同疏水-亲水斑块的三嵌段 Janus 纳米颗粒(TJP)之间的相互作用(图 1-6(d))。结果表明通过调控 TJP 的疏水-亲水斑块的排列，可以调控 TJP 与双分子层的相互作用，为设计纳米复合材料提供了有价值的信息，促进了 TJP 的潜在应用。

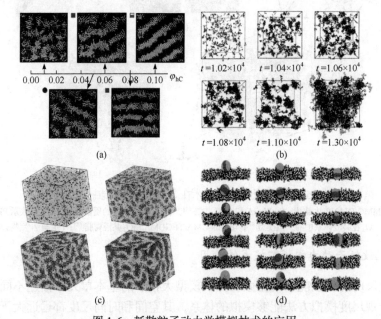

图 1-6　耗散粒子动力学模拟技术的应用

(a) 半柔性线圈/均聚物共混组装[67]; (b) 二元溶液中高分子团聚过程[68], t 为介观的模拟时间;
(c) PVA/Nafion 共混膜的介观模型[69]; (d) 脂质双分子层/TJP 间的相互作用[70]

1.4　本书内容安排

本书以当前常用生物医学高分子材料(生物支架基体材料聚乙烯醇、聚丙烯、聚乳酸、聚己内酯、羧甲基壳聚糖等)的共混改性设计及其性能为研究对象，提出利用分子模拟结合宏观实验的方法，从微观和宏观层面对生物支架基体材料的结构、性质及作用机理等方面展开研究，明确了组分质量比(简称组分比)与共混体系基体材料性能和结构间影响规律，系统地阐述了分子模拟技术在生物医学高分子材料共混改性设计及其性能研究中的应用，为理想生物支架基体材料的改性设计、制备提供了可靠的理论指导和性能预估。本书研究内容对生物医学高分子材料的共混改性和性能研究具有重要意义，还能更好地帮助读者提高对高分子物理共混改性的认知和理解。

全书共 10 章，各章内容如下。

第 1 章详细介绍了生物医学高分子材料的改性原理、方法，并对相关改性方法的应用进行了阐述；对分子模拟技术进行了概述，并对其在高分子材料共混改性研究中的应用进行了举例说明，继而引出了本书的主要内容——分子模拟技术在生物医学高分子材料共混改性设计与性能研究中的应用。

第 2 章简要介绍了本书涉及分子模拟方法的理论基础和相关概念，包括分子动力学模拟方法的基本原理、积分算法、边界条件、力场、系综，以及耗散粒子动力学模拟方法的基本原理、Flory-Huggins 理论、积分算法、主要特点。此外，还介绍了当前常用的分子模拟软件，并对本书用到的分子模拟软件 Materials Studio 及其功能模块进行了重点阐述。

第 3 章利用分子动力学模拟方法从微观层面对 PVA/PAM 共混体系进行了研究，通过建立不同组分比 PVA/PAM 共混体系的全原子模型，分别从相容性、机械性能、结合能、对相关函数、自由体积分数等方面进行研究，建立了组分比对体系性能的影响关系，揭示了组分间的相互作用机制，分析了组分比影响体系性能的内在原因。此外，还结合了部分实验方法从宏观层面对共混材料的力学性能、相容性等进行了研究，对比微观仿真结果，对所构建的模型及模拟方法的可靠性进行了验证。通过建立 PVA/PAM 共混水凝胶体系，探索了体系中含水量、温度等因素对 PVA/PAM 共混水凝胶相关性能的影响。

第 4 章以水分子为研究对象，结合实验和分子动力学模拟的方法研究了水分子在 PVA/PAM 基体材料中的扩散机理，并分析了影响水分子扩散现象的部分因素，从微观原子的层面揭示了影响水分子在基体材料中扩散特性的本质原因。此外，还从三维视觉的层面模拟了水分子在 PVA/PAM 共混体系中的扩散轨迹，弥补了传统实验的不足，为小分子扩散行为的直观认知提供了便捷。

第 5 章通过构建不同纳米二氧化硅含量的 PVA/PAM/silica 共混复合材料模型，借助分子动力学模拟方法分别从浓度分布、力学性能、自由体积分数、高分子链动态特性、X 射线衍射模拟等方面研究了纳米二氧化硅对 PVA/PAM 共混体系性能的影响。此外，为了进一步解释纳米二氧化硅在 PVA/PAM 共混体系中的作用机理，分别设计、构建了 PVA、PAM 分子与纳米二氧化硅的界面相互作用模型，并通过分析相互作用模型的界面结合能、对相关函数揭示了纳米二氧化硅在 PVA/PAM 共混复合材料中的作用机理，最后通过构建纯 PVA/PAM 与 PVA/PAM/silica 复合材料的摩擦副模型，研究了纳米二氧化硅对复合材料摩擦性能的影响。

第 6 章针对 PVA/PAM/silica 共混水凝胶体系，构建了与第 5 章相对应的不同组分比 PVA/PAM/silica 共混水凝胶体系的介观模型；基于 Flory-Huggins 理论，计算了共混水凝胶体系中各组分珠子间的相互作用参数；利用耗散粒子动力学模拟方法研究 PVA/PAM/silica 共混水凝胶体系的相态行为及结构特征，并从介观层面研究聚合物组分比、纳米粒子含量、温度、剪切速率等因素对体系中纳米二氧化硅粒子团聚行为的影响。

第 7 章针对 3D 打印 SA 水凝生物支架韧性差的问题，提出利用高韧性材料 PVA 改性 AS 的方案。采用分子动力学模拟和实验相结合的方法，研究了不同组分比 SAPVA 共混水凝胶的微观结构、理化性质和可打印性，通过实验结果分析，揭示了组分比与复合水凝胶基体材料结构、性质的响应关系，阐明了产生相应结果的内在原因。最后，结合材料的可打印性，实现了 3D 打印软骨支架基体材料的最佳组分筛选。

第 8 章针对 FDM 打印 PLA 生物支架韧性差的问题，提出利用 PCL 与 PLA 熔融共混实现材料的改性方案。通过分子动力学模拟结合实验的手段对不同组分比 PLA/PCL 共混材料的混溶性、力学性能、可打印性、热力学及形貌特征进行了系统的研究，阐明了不同组分比对 PLA/PCL 复合材料性能的影响规律，继而结合 FDM 可打印效果，实现了最佳组分比 PLA/PCL 复合材料的优选，为 FDM 打印骨支架用 PLA/PCL 共混线材的改性设计提供了指导。

第 9 章针对 PLA 细胞亲和性差的缺陷，提出利用 CMC 与 PLA 熔融共混提高材料细胞亲和性和力学性能。采用分子动力学模拟和实验结合的方法研究了不同组分比 PLA/CMC 复合材料微观结构、力学性能、热力学性能、亲水性等理化性能，分析了组分比对复合材料各项性能的影响规律，揭示了材料间的相互作用机理，解释了导致相应结果的内在原因，最终实现了 FDM 3D 打印 PLA/CMC 复合支架最佳组分比的优选。

第 10 章同样针对 PLA 材料力学性能和细胞亲和力差的缺陷，提出利用 CNT 改性 PLA 材料的方案。基于分子动力学模拟的方法，研究了四种不同类型 CNT(纯 CNT、CNT-NH_2、CNT-OH、CNT-COOH)对 PLA 分子链的相对浓度分布、自由体积、迁移率、拉伸性能以及分子间相互作用的影响，对于提高对聚乳酸/碳纳米管复合材料的结构、力学和动力学性能的原子/分子尺度理解，以及对聚乳酸/碳纳米管复合材料的设计和制备具有一定指导性意义。

参 考 文 献

[1] 俞耀庭, 陈兴栋. 生物医用材料[M]. 天津: 天津大学出版社, 2000.

[2] 王正辉, 萧翼之. 高分子生物材料的研究进展[J]. 高分子材料科学与工程, 2005, 21(5): 19-22.

[3] 王景昌, 陈瑞, 阜金秋, 等. 生物医用高分子材料合成与改性的研究进展[J]. 熟料, 2021, 50(3): 83-92.

[4] KUMAR S, MAITI P. Controlled biodegradation of polymers using nanoparticles and its application[J]. RSC Advances, 2016, 6: 67449-67480.

[5] 郭钟晟. 生物可降解材料研究现状及进展[J]. 当代化工研究, 2019(1): 5-6.

[6] Kargozar S, Lotfibakhshaiesh N, Ai J, et al. Synthesis, physico-chemical and biological characterization of strontium and cobalt substituted bioactive glasses for bone tissue engineering[J]. J Non-Cryst Solids, 2016, 449(10): 133-140.

[7] Mathieu L M, Bourban P E, Månson J A E. Processing of homogeneous ceramic/polymer blends for bioresorbable composites[J]. Composites Science and Technology, 2006, 66: 1606-1614.

[8] Mi H Y, Salick M R, Jing X, et al. Characterization of thermoplastic polyurethane/polylactic acid (TPU/PLA) tissue engineering scaffolds fabricated by microcellular injection molding[J]. Materials Science and Engineering: C, 2013, 33(8): 4767-4776.

[9] Frydrych M, Román S, Macneil S, et al. Biomimetic poly(glycerol sebacate)/poly(L-lactic acid) blend scaffolds for adipose tissue engineering[J]. Acta Biomaterials, 2015, 18: 40-49.

[10] Wu C S, Liao H T. A new biodegradable blends prepared from polylactide and hyaluronic acid[J]. Polymer, 2005, 46: 10017-10026.

[11] Boonkong W, Petsom A, Thongchul N. Rapidly stopping hemorrhage by enhancing blood clotting at an opened wound using chitosan/polylactic acid/ polycaprolactone wound dressing device[J]. Journal of Materials Science, 2013, 24: 1581-1593.

[12] Jiang T, Munguia-Lopez J G, Gu K, et al. Engineering bioprintable alginate/gelatin composite hydrogels with tunable mechanical and cell adhesive properties to modulate tumor spheroid growth kinetics[J]. Biofabrication, 2019, 12: 015024.

[13] Bushkalova R, Farno M, Tenailleau C, et al. Alginate-chitosan PEC scaffolds: A useful tool for soft tissues cell therapy[J]. International Journal of Pharmaceutics, 2019, 571: 118692.

[14] Wang G, Wang X, Huang L. Feasibility of chitosan-alginate(Chi-Alg)hydrogel used as scaffold for neural tissue engineering: A pilot study in vitro[J]. Biotechnology & Biotechnological Equipment, 2017, 31(4): 766-773.

[15] Siqueira P, Siqueira E, De Lima A E, et al. Three-Dimensional stable alginate-nanocellulose gels for biomedical applications: Towards tunable mechanical properties and cell growing[J]. Nanomaterials, 2019, 9(1): 78.

[16] Temirel M, Hawxhurst C, Tasoglu S. Shape fidelity of 3D-bioprinted biodegradable patches[J]. Micromachines, 2021, 12: 195.

[17] Bu Y, Xu H X, Li X, et al. A conductive sodium alginate and carboxymethyl chitosan hydrogel doped with polypyrrole for peripheral nerve regeneration[J]. RSC Advances, 2018, 8(20): 10806-

10817.

[18] Zhao H, Xu J W, Yuan H T, et al. 3D printing of artificial skin patches with bioactive and optically active polymer materials for anti-infection and augmenting wound repair[J]. Materials Horizons, 2022, 9(1): 342-349.

[19] Lucinda-Silva R M, Salgado H R N, Evangelista R C. Alginate-chitosan systems: In vitro controlled release of triamcinolone and In vivo gastrointestinal transit[J]. Carbohydrate Polymers, 2010, 81(2): 260-268.

[20] Savin C L, Popa M, Delaite C, et al. Chitosan grafted-poly(ethylene glycol)methacrylate nanoparticles as car rier for controlled release of bevacizumab[J]. Materials Science and Engineering C-Materials for Biological Applications, 2019, 98: 843-860.

[21] Lee KY, Ha WS, Park W H. Blood compatibility and biodegradability of partially n-acylated chitosan derivatives[J]. Biomaterials, 1995, 16(16): 1211-1216.

[22] Kim S, Chung H. Synthesis and characterization of lignin-graft-poly(ethylene brassylate): A biomass-based polyester with high mechanical properties[J]. Acs Sustainable Chemistry & Engineering, 2021, 9(44): 14766-14776.

[23] Luo S P, Cao J Z, McDonald A G. Interfacial improvements in a green biopolymer alloy of poly (3-hydroxybutyrate-co-3-hydroxyvalerate)and lignin via in situ reactive extrusion[J]. ACS Sustainable Chemistry & Engineering, 2016, 4(6): 3465-3476.

[24] Kumar N, Ravikumar M N V, Domb A J. Biodegradable block copolymers[J]. Advanced Drug Delivery Reviews, 2001, 53(1): 23-44.

[25] Karanikolopoulos N, Zamurovic M, Pitsikalis M, et al. Poly(dl-lactide)-b-poly(n,n-dimethylamino-2-ethyl methacrylate): Synthesis, characterization, micellization behavior in aqueous solutions, and encapsulation of the hydrophobic drug dipyridamole[J]. Biomacromolecules, 2010, 11(2): 430-438.

[26] Spasova M, Mespouille L, Coulembier O, et al. Amphiphilic poly(d-or l-lactide)-b-poly(n,n-dimethylamino-2-ethyl methacrylate)block copolymers: Controlled synthesis, characterization, and stereocomplex formation[J]. Biomacromolecules, 2009, 10(5): 1217-1223.

[27] Zhang W, He J, Liu Z, et al. Biocompatible and ph-responsive triblock copolymer mpeg-b-pcl-b-pdmaema: Synthesis, self-assembly, and application[J]. Journal of Polymer Science Part A: Polymer Chemistry, 2010, 48(5): 1079-1091.

[28] Haghpanah J S, Yuvienco C, Civay D E, et al. Artificial protein block copolymers blocks comprising two distinct self-assembling domains[J]. Chembiochem, 2009, 10(17): 2733-2735.

[29] Osborne J L, Farmer R, Woodhouse K A. Self-assembled elastin-like polypeptide particles[J]. Acta Biomaterialia, 2008, 4(1): 49-57.

[30] Megeed Z, Cappello J, Ghandehari H. Genetically engineered silk-elastinlike protein polymers for controlled drug delivery[J]. Advanced Drug Delivery Reviews, 2002, 54(8): 1075-1091.

[31] Cappello J, Crissman J, Dorman M, et al. Genetic-engineering of structural protein polymers[J]. Biotechnology Progress, 1990, 6(3): 198-202.

[32] Rabotyagova O S, Cebe P, Kaplan D L. Self-assembly of genetically engineered spider silk block copolymers[J]. Biomacromolecules, 2009, 10(2): 229-236.

[33] Prince J T, McGrath K P, Digirolamo C M, et al. Construction, cloning, and expression of synthetic

genes encoding spider dragline silk[J]. Biochemistry, 1995, 34(34): 10879-10885.

[34] Xu C Y, Kopecek J. Genetically engineered block copolymers: Influence of the length and structure of the coiled-coil blocks on hydrogel self-assembly[J]. Pharmaceutical Research, 2008, 25(3): 674-682.

[35] Lao U L, Sun M W, Matsumoto M, et al. Genetic engineering of self-assembled protein hydrogel based on elastin-like sequences with metal binding functionality[J]. Biomacromolecules, 2007, 8(12): 3736-3739.

[36] 朱伟平. 分子模拟技术在高分子领域的应用[J]. 塑料科技, 2022, 5: 23-25, 33.

[37] Frenkel D, Smit B. Understanding Molecular Simulation[M]. American: Academic Press, 2002.

[38] Tuckerman M E, Martyna G J. Understanding modern molecular dynamics: Techniques and applications[J]. Journal of Physical Chemistry B, 2000, 104(2): 159-178.

[39] Alder B J, Wainwright T E. Phase transition for a hard sphere system[J]. Journal of Chemical Physics, 1957, 27(5): 1208-1209.

[40] Verlet L. Computer experiments on classical fluids. I .Thermodynamical properties of Lennard-Jones molecules[J]. Physical Review, 1967, 159(1): 98-103.

[41] Rahman A, Stillinger F H. Molecular dynamics study of liquid water[J]. Journal of Chemical Physics, 1971, 55(7): 3336-3359.

[42] Lees A W, Edwards S F. Computer study of transport processes under extreme conditions[J]. Journal of Physics Part C Solid State Physics, 1972, 5(15): 1921-1932.

[43] McCammon J A, Gelin B R, Karplus M. Dynamics of folded proteins[J]. Nature, 1977, 267(5612): 585-590.

[44] Andersen H C. Molecular-dynamics simulations at constant pressure and/or temperature[J]. Journal of Chemical Physics, 1980, 72(4): 2384-2393.

[45] Gillan M J, Dixon M. The calculation of thermal-conductivities by perturbed molecular-dynamics simulation[J]. Journal of Physics C-Solid State Physics, 1983, 16(5): 869-878.

[46] Nose S. A unified formulation of the constant temperature molecular-dynamics methods[J]. Journal of Chemical Physics, 1984, 81(1): 511-519.

[47] Car R, Parrinello M. Unified approach for molecular-dynamics and density-functional theory[J]. Physical Review Letters, 1985, 55(22): 2471-2474.

[48] Hoogerbrugge P J, Koelman J M V A. Simulating microscopic hydrodynamic phenomena with dissipative particle dynamics[J]. Europhysics Letters, 1992, 19(3): 155-160.

[49] Koelman J M V A, Hoogerbrugge P J. Dynamic simulations of hard-sphere suspensions under steady shear[J]. Europhysics Letters, 1993, 21(3): 363-368.

[50] Groot R D, Warren P B. Dissipative particle dynamics: bridging the gap between atomistic and mesoscopic simulation[J]. Journal of Chemical Physics, 1997, 107: 4423-4435.

[51] Lindorff-Larsen K, Eastwood M P, Dror R O, et al. Microsecond molecular dynamics simulation shows effect of slow loop dynamics on backbone Amide order parameters of proteins[J]. The Journal of Physical Chemistry B, 2008, 112(19): 6155-6158.

[52] Dror R O, Arlow D H, Borhani D W, et al. Identification of two distinct inactive conformations of the beta-2 adrenergic receptor reconciles structural and biochemical observations[J]. Proceedings

of the National Academy of Sciences, 2009, 106(12): 4689-4694.

[53] Martinez-Mayorga K, Pitman M C, Grossfield A, et al. Brown MF retinal counterion switch mechanism in vision evaluated by molecular simulations[J]. American Chemical Society, 2006, 128(51): 16502-16503.

[54] Jensen M, Dror R O, Xu H, et al. Dynamic control of slow water transport by aquaporin 0: Implications for hydration and junction stability in the eye lens[J]. Proceedings of the National Academy of Sciences, 2008, 105: 14430-14435.

[55] Shan Y B, Seeliger M A, Eastwood M P, et al. A conserved protonation-dependent switch controls drug binding in the Abl kinase[J]. Proceedings of the National Academy of Sciences, 2009, 106(1): 139-144.

[56] Nury H, Poitevin F, Van Renterghem C, Changeux J P, et al. One-microsecond molecular dynamics simulation of channel gating in a nicotinic receptor homologue[J]. Proceedings of the National Academy of Sciences, 2010, 107(14): 6275-6280.

[57] Perryman A L, Lin H, McCammon J A. HIV-1 protease molecular dynamics of a wild-type and of the V82F/I84V mutant: Possible contributions to drug resistance and a potential new target site for drugs[J]. Protein Science, 2004, 13(4): 1108-1123.

[58] Xiang Y, Liu Y L, Mi B X, et al. Molecular dynamics simulations of polyamide membrane, calcium alginate gel, and their interactions in aqueous solution[J]. Langnuir, 2014, 30: 9098-9106.

[59] Maiti A, Wescott J, Kung P. Nanotube-polymer composites: Insights from Flory-Huggins theory and mesoscale simulations[J]. Molecular Simulation, 2005, 31(2-3): 143-149.

[60] Wu H, Xin Y. Molecular dynamics and MesoDyn simulations for the miscibility of polyvinyl alcohol/polyvinyl pyrrolidone blends[J]. Plastics, Rubber and Composites, 2017, 46(2): 69-76.

[61] Bedrov D, Smith G D. A molecular dynamics simulation study of relaxation processes in the dynamical fast component of miscible polymer blends[J]. Macromolecules 2005, 38, 10314-10319.

[62] Yang J Q, Gong X D, Wang G X. Compatibility and mechanical properties of BAMO-AMMO/DIANP composites: A molecular dynamics simulation[J]. Computational Materials Science 2015, 102: 1-6.

[63] Pannuzzo M, Horta B A C, Rosa C L, et al. Predicting the miscibility and rigidity of poly(lactic-co-glycolic acid)/polyethylene glycol blends via molecular dynamics simulations[J]. Macromolecles, 2020, 53: 3643-3654.

[64] Pavel D, Shanks R. Molecular dynamics simulation of diffusion of O_2 and CO_2 in blends of amorphous poly(ethylene terephthalate) and related polyesters[J]. Polymer, 2005, 46(16): 6135-6147.

[65] Chen G, Li A, Liu H, Huang S, et al. Mechanical and dynamic properties of resin blend and composite systems: A molecular dynamics study[J]. Composite Structures, 2018, 190: 160-168.

[66] Oliveira I D, Caires A R L. Molecular arrangement in diesel/biodiesel blends: A molecular dynamics simulation analysis[J]. Renewable Energy, 2019, 140: 203-211.

[67] Wang Y Y, Song Q L, He L L. Liquid-crystal assembly of semiflexible-coil/homopolymer blends: A dissipative particle dynamics study[J]. Chinese Journal of Polymer Science, 2018, 36: 1200-1206.

[68] Kong S, Liu H, Xue Y, et al. Polymerization-induced polymer aggregation or polymer aggregation-enhanced polymerization? A computer simulation study[J]. Physical Chemistry Chemical Physics, 2018, 20: 24379-24388.

[69] 孙德林, 周健. 耗散粒子动力学模拟 Nafion 膜和 PVA/Nafion 共混膜的介观结构[J]. 物理化学学报, 2012, 28(4): 909-916.

[70] Li J, Wang J, Yan Y, et al. Manipulating the interactions between the lipid bilayer and triblock Janus nanoparticles: Insight from dissipative particle dynamics[J]. Molecular Systems Design & Engineering, 2021, 6(2): 156-162.

第 2 章　理论基础与模拟方法

2.1　引　　言

基于计算机模拟技术的诸多优势，本书主要采用分子动力学、耗散粒子动力学结合部分宏观实验的方法从微观、介观、宏观的不同层面来研究常用生物支架基体材料的结构、性质以及作用机理。因此，本章对分子动力学模拟方法和耗散粒子动力学模拟方法及相关理论进行简要介绍，便于读者对后续内容的理解。

2.2　分子动力学模拟方法

分子动力学(MD)模拟方法的基本思想是把物质看成由原子和分子组成的粒子系统，从该体系某一假定的位能模型出发，并假定体系中所有粒子的运动都遵循经典力学或量子力学描述的规律，若已知粒子的所有受力作用，则可以求解出运动方程而得到系统中全体粒子在相空间中的轨道，然后利用统计力学的方法得到系统的热力学参数、结构和运输特性等基本性质。分子动力学自 1957 年由 Alder 和 Wainwright[1]提出发展至今已有 60 余年，应用于材料、生物、化工、能源等不同领域，能够探究许多通过传统实验手段无法计算或观测的理化性质和现象，从而弥补实验的不足，成为材料性质预估和新材料设计的一种必备研究方法。

2.2.1　分子动力学模拟的基本原理

MD 模拟是对物理系统中各粒子确定运动状态的微观描述。其基本原理是建立一个粒子系统，根据量子力学计算各粒子间的相互作用，并对所研究的体系微观分子状态进行模拟计算。在一定系综和已知分子势函数的前提下，对于遵循经典牛顿力学运动规律的粒子体系，采用牛顿运动定律来计算系统中粒子在相空间的运动规律和轨迹，最后通过统计学原理计算得到体系的宏观理化性质。

MD 模拟首先给体系中各粒子指定一定分子势函数，然后通过求解牛顿运动方程来实现。根据经典力学理论，系统中任一原子 i 所受之力均可表示为势能的梯度：

$$\vec{F}_i = -\nabla_i U = -\left(\vec{i} \frac{\partial}{\partial x_i} + \vec{j} \frac{\partial}{\partial y_i} + \vec{k} \frac{\partial}{\partial z_i} \right) U \tag{2-1}$$

根据式(2-1)，通过牛顿运动定律计算得到粒子 i 的加速度：

$$\vec{a}_i = \frac{\vec{F}_i}{m_i} \tag{2-2}$$

之后将牛顿运动方程对时间进行积分，可得到原子 i 经过时间 t 后的加速度、速度及位置：

$$\frac{d^2}{dt^2} \vec{r}_i = \frac{d\vec{v}_i}{dt} = \vec{a}_i \tag{2-3}$$

$$\vec{v}_i = \vec{v}_i^{\,0} + \vec{a}_i \tag{2-4}$$

$$\vec{r}_i = \vec{r}_i^{\,0} + \vec{v}_i^{\,0} t + \frac{1}{2} \vec{a}_i t^2 \tag{2-5}$$

式中，

F_i——原子 i 所受的力；

a_i——原子 i 的加速度；

m_i——原子 i 的质量；

r_i——原子 i 的位置；

v_i——原子 i 的速度；

上标"0"——各物理量的前一时刻值。

因此，根据上述的牛顿运动方程可以计算经过时间间隔 $t = \delta t$ 后粒子的新位置和速度，再由新的位置计算粒子的相互作用势、作用力、加速度，反复迭代计算就能得到体系中各粒子微观状态随时间的演化关系，即体系中粒子的运动轨迹。最后对得到的粒子轨迹数据进行时间平均，便可得到体系的宏观理化性能。其计算过程如图 2-1 所示。

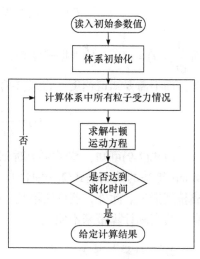

图 2-1　分子动力学迭代计算过程

2.2.2　分子动力学的积分算法

计算机模拟方法是借助现代化计算机高效和精准的特点，对几百个乃至上千个分子的运动方程进行数值积分，即根据粒子当前的受力、速度、位置等信息计算经过时间间隔 δt 后粒子新的受力、速度、位置等信息。目前 Verlet 类型积分算法从计算速度、能量、动量、准确性等方面综合考虑是性能最好、应用最广的积分算法。Verlet 类型积分算法主要有 Verlet 算法、"蛙跳"算法和 Velocity-Verlet 算法。下面重点介绍这三种常用积分算法的原理。

1. Verlet 算法

Verlet 算法[2]出现于 20 世纪 60 年代后期，是对扩散分子质心运动积分最稳定，也最常用的一种数值方法，其基本原理是将粒子的位置坐标函数通过 Taylor 方程在时间 $t+\delta t$ 处展开：

$$r(t+\delta t) = r(t) + \frac{\mathrm{d}}{\mathrm{d}t}r(t)\delta t + \frac{1}{2!}\frac{\mathrm{d}^2}{\mathrm{d}t^2}r(t)(\delta t)^2 + \cdots\cdots \tag{2-6}$$

同理，在 $t-\delta t$ 处展开，可得到：

$$r(t-\delta t) = r(t) - \frac{\mathrm{d}}{\mathrm{d}t}r(t)\delta t + \frac{1}{2!}\frac{\mathrm{d}^2}{\mathrm{d}t^2}r(t)(\delta t)^2 + \cdots\cdots \tag{2-7}$$

将式(2-6)与式(2-7)相加，得

$$r(t+\delta t) = -r(t-\delta t) + 2r(t) + \frac{\mathrm{d}^2}{\mathrm{d}t^2}r(t)(\delta t)^2 \tag{2-8}$$

而 $\frac{\mathrm{d}^2}{\mathrm{d}t^2}r(t) = a(t)$，故根据式(2-8)，可由 t 及 $t-\delta t$ 的位置预测时间 $t+\delta t$ 时的具体位置，而不需要知道速度。将式(2-7)与式(2-6)相减，可得到 t 时刻的速度：

$$v(t) = \frac{\mathrm{d}r}{\mathrm{d}t} = \frac{r(t+\delta t) - r(t-\delta t)}{2\delta t} \tag{2-9}$$

由式(2-9)可知，粒子在 t 时刻的速度可由 $t+\delta t$ 和 $t-\delta t$ 时的位置计算得到。Velert 算法的缺点是式(2-9)中含有 $1/\delta t$ 项，若 δt 很小，则很容易产生误差，并造成精度损失。此外，该算法不是一个自启动算法，其需要知道 $t+\delta t$ 时刻的位置信息，给实际计算带来不便。

2. "蛙跳"算法

通过在 Verlet 算法基础上进行改进，Hockey 提出了"蛙跳"算法[3]，这种算法涉及半个时间间隔的速度，其计算速度与位置的数学表达式为

$$v_i\left(t+\frac{1}{2}\delta t\right) = v_i\left(t-\frac{1}{2}\delta t\right) + a_i(t)\delta t \tag{2-10}$$

$$r_i(t+\delta t) = r_i(t) + v_i\left(t+\frac{1}{2}\delta t\right)\delta t \tag{2-11}$$

计算时假设已知 $v_i\left(t-\dfrac{1}{2}\delta t\right)$ 与 $r_i(t)$ ，则由 t 时刻的位置 $r_i(t)$ 计算质点所受的力与加速度 $a_i(t)$ 。再依式(2-8)预测 $t+\dfrac{1}{2}\delta t$ 时刻的速度 $v_i\left(t+\dfrac{1}{2}\delta t\right)$ ，并以此类推，时间 t 时的速度则可表示为

$$v_i(t)=\frac{1}{2}\left(v_i\left(t+\frac{1}{2}\delta t\right)+v_i\left(t-\frac{1}{2}\delta t\right)\right) \tag{2-12}$$

利用"蛙跳"算法计算仅需储存 $v_i\left(t-\dfrac{1}{2}\delta t\right)$ 与 $r_i(t)$ 两种数据，可以节省储存空间。此外，该算法使用简便且准确性高，但是缺点是粒子速度和位置计算不同步，这就意味着无法计算某一时刻体系的总能量。

3. Velocity-Verlet 算法

Velocity-Verlet 算法[4]是根据上一步粒子的位置、速度、受力来计算下一时刻粒子的位置，之后计算粒子的受力及新时刻的速度。粒子在 $t+\delta t$ 时刻的位置和速度表达如下：

$$r_i(t+\delta t)=r_i(t)+\delta t v_i(t)+\frac{\delta t^2}{2}a(t)+o(\delta t^3) \tag{2-13}$$

$$v_i(t+\delta t)=v_i(t)+\delta t a_i(t)+\frac{\delta t^2}{2}b(t)+o(\delta t^3) \tag{2-14}$$

根据 $a(t+\delta t)=a(t)+\delta t b(t)+\cdots\cdots$ 可以推出， $\delta t b(t)=a(t+\delta t)-a(t)$ ，将其代入式(2-14)，则有

$$v_i(t+\delta t)=v_i(t)+\delta t a_i(t)+\frac{\delta t}{2}[a(t+\delta t)-a(t)+o(\delta t^3)] \tag{2-15}$$

从其表达式可以看出，该算法在不牺牲计算精度的前提下，可以同时提供位置、速度和加速度，计算量适中，还给出了速度项。此外，该算法还克服了"蛙跳"算法体系中粒子速度和位置计算不同步的缺点。

针对上述三种积分算法的特点，根据对计算速度和计算准确性的要求选择不同的积分算法。本书模拟计算选用的是 Velocity-Verlet 积分算法。

2.2.3　分子动力学模拟中常用力场

分子总能量是指动能与势能的总和。分子势能在模拟中是以力场的形式表现的，力场是 MD 模拟的前提，是描述体系中分子、原子间势能的函数，决定着体系中分子、原子的拓扑结构和运动行为。分子动力学理论发展至今，随着计算体

系复杂程度的增加，其计算所使用的方法也由简单变得更为复杂。力场都是针对特殊的应用领域和计算目标而开发的，各有其优点和适用范围。因此，在 MD 模拟过程中，合适力场的选择尤为重要，决定着最终计算结果的准确与否。

总的来说，力场可以通过模拟体系的势能面而得到，是以计算体系中原子坐标为变量的函数展开式。MD 模拟中常使用的力场均可以通过分子内部坐标结合的键伸缩能、键角弯曲能、二面角扭转能、离平面振动能及非键键能等能量项来表示。一般力场越复杂，其所包含的能量项就越多，但一般都包含以下几项。

力场总能量 E_{total} 一般可以通过键能 $E_{valence}$、非键能 $E_{nonbond}$ 及交叉能 $E_{crossterm}$ 来表示：

$$E_{total} = E_{valence} + E_{nonbond} + E_{crossterm} \tag{2-16}$$

键能一般包括键角弯曲能(E_{angle})、键伸缩能(E_{bond})及二面角扭转能($E_{torsion}$)等。因此，键能可表示为

$$E_{valence} = E_{bond} + E_{angle} + E_{torsion} \tag{2-17}$$

键伸缩能指的是化学键在成键方向伸缩运动而产生的能量变化，其表达式为

$$E_{bond} = \frac{1}{2} k_b (l - l_0)^2 \tag{2-18}$$

键角弯曲能指的是键角变化引起的分子能量变化：

$$E_{angle} = \frac{1}{2} k_\theta (\theta - \theta_0)^2 \tag{2-19}$$

二面角扭转能指的是单键旋转造成分子骨架扭转而产生的能量变化：

$$E_{torsion} = \sum_n A_n \cos(n\phi) \tag{2-20}$$

式(2-18)～式(2-20)中，k_b、k_θ 和 A_n 为相应的力学参数。

非键能包括范德华能(E_{VDW})、库仑能($E_{Coulomb}$)和氢键键能(E_{Hbond})三项：

$$E_{nonbond} = E_{VDW} + E_{Coulomb} + E_{Hbond} \tag{2-21}$$

$$E_{VDW} = 4\varepsilon \left[\left(\frac{\sigma}{r_{ij}} \right)^{12} - \left(\frac{\sigma}{r_{ij}} \right)^6 \right] \tag{2-22}$$

$$E_{Coulomb} = -\frac{1}{4\pi\varepsilon_0} \cdot \frac{q_i q_j}{r_{ij}} \tag{2-23}$$

$$E_{\text{Hbond}} = D_0\left[5\left(\frac{r_0}{r}\right)^{12} - 6\left(\frac{r_0}{r}\right)^{10}\right] \tag{2-24}$$

随着对计算精度要求的提高，模拟过程中，现代力场在考虑上述能量的同时，引入了交叉能量项($E_{\text{crossterm}}$)，使得计算结果更为精确。这些能量项一般包含键的伸缩-伸缩能、弯曲-弯曲能、伸缩-弯曲-伸缩能、伸缩-扭转能、扭转-弯曲-弯曲能、弯曲-扭转-弯曲能及伸缩-扭转-伸缩能。

目前已开发出的力场有十余种之多，常用的包括 Amber、Charmm、Universal、Dreiding、CVFF、CFF 及 COMPASS 等，而本书的主要研究对象是共混聚合物体系以及聚合物与无机纳米粒子共混体系，因此选择适用性较广、准确性较高的 COMPASS 力场。此外，在计算体系中氢键键能时还用到了 Dreiding 力场，所以对这两个力场进行介绍。

1. Dreiding 力场

Dreiding 力场是由 Mayo 等[5]在 1990 年提出的一种分子力场。该力场克服了传统力场受原子数目限制的缺点，可以描述大量原子组成的生物分子、有机物以及所有由主族元素构成的无机物，具有一定的普适性。但该力场仍属于经典力场，其函数形式较为简单，没有考虑交叉能量项，体系的势能由键能和非键能组成，键能包括键伸缩能、键角弯曲能、二面角扭转能、离平面振动能($E_{\text{inversion}}$)；而非键能包括范德华能、库仑能和氢键键能。其总的势能可以表示如下：

$$\begin{aligned}
U &= E_{\text{valence}} + E_{\text{nonbond}}\\
&= (E_{\text{bond}} + E_{\text{angle}} + E_{\text{torsion}} + E_{\text{inversion}}) + (E_{\text{VDW}} + E_{\text{Coulomb}} + E_{\text{Hbond}})\\
&= \left\{\sum_b D_b\left[1 - e^{\alpha(b-b_0)}\right] + \sum_\theta k_\theta(\theta - \theta_0)^2 + \sum_\phi k_\phi\left[1 + s\cos(n\phi)\right] + \sum_\chi k_\chi\chi^2\right\}\\
&\quad + \left\{\sum\varepsilon\left[\left(\frac{r^*}{r}\right)^{12} - 2\left(\frac{r^*}{r}\right)^6\right] + \sum q_i q_j/\varepsilon_0 r_{ij} + \sum D_0\left[5\left(\frac{r^*}{r}\right)^{12} - 6\left(\frac{r^*}{r}\right)^{10}\right]\right\}
\end{aligned} \tag{2-25}$$

该力场主要特点是定义了氢键键能，将势函数中非键能细分为范德华能、库仑能和氢键键能。本书体系所有氢键键能的计算都是在该力场作用下进行的，使用过程要注意的是该力场参数并不包含元素周期表中的所有元素。

2. COMPASS 力场

COMPASS 力场[6]是一个量子力学从头计算的力场。该力场将适用于有机和无机分子体系的力场进行了统一，是一个高精度、高质量同时适用于有机、无机分子体系的力场。该力场针对凝聚态物质进行了优化，可以在很大的压力、温度范围内准确计算出凝聚态体系或者孤立分子体系的结构、振动频率和热力学性质等。COMPASS 力场的势函数表示如下：

$$E_{\text{pot}} = \sum_b K_2(b-b_0)^2 + K_3(b-b_0)^3 + K_4(b-b_0)^4$$

$$+ \sum_\theta H_2(\theta-\theta_0)^2 + H_3(\theta-\theta_0)^3 + H_4(\theta-\theta_0)^4$$

$$+ \sum_\Phi V_1[1-\cos(\Phi-\Phi_1^0)] + V_2[1-\cos(2\Phi-\Phi_2^0)] + V_3[1-\cos(3\Phi-\Phi_3^0)]$$

$$+ \sum_\chi K_\chi \chi^2 + \sum_b \sum_{b'} F_{bb'}(b-b_0)(b'-b_0')$$

$$+ \sum_\theta \sum_{\theta'} F_{\theta\theta'}(\theta-\theta_0)(\theta'-\theta_0') + \sum_b \sum_\theta F_{b\theta}(b-b_0)(\theta-\theta_0)$$

$$+ \sum_b \sum_\Phi (b-b_0)(V_1\cos\Phi + V_2\cos2\Phi + V_3\cos3\Phi)$$

$$+ \sum_{b'} \sum_\Phi (b'-b_0')(V_1\cos\Phi + V_2\cos2\Phi + V_3\cos3\Phi)$$

$$+ \sum_\theta \sum_\Phi (\theta-\theta_0)(V_1\cos\Phi + V_2\cos2\Phi + V_3\cos3\Phi)$$

$$+ \sum_\Phi \sum_\theta \sum_{\theta'} K_{\Phi\theta\theta'}\cos\Phi(\theta-\theta_0)(\theta'-\theta_0')$$

$$+ \sum_{i>j} \frac{q_i q_j}{\varepsilon\gamma_{ij}}$$

$$+ \sum_{i>j} \left[\frac{A_{ij}}{\gamma_{ij}^9} - \frac{B_{ij}}{\gamma_{ij}^6} \right]$$

(2-26)

COMPASS 力场势函数包含了键伸缩项、键角弯曲项、二面角扭转项、离平面振动项、交叉作用项、库仑力作用项和范德华力作用项，K、H、F、v、V 是力场的参数，b、θ、Φ 分别是键拉伸、弯曲角和扭转角。

对于键伸缩、键角弯曲、二面角扭转、离平面振动这些基本的键运动，COMPASS 力场不仅有二次方项，还加上了三次方项和四次方项，使得计算更为精确。同时该力场考虑了分子内的键长、键角以及二面角受到相邻键的键长、键角、二面角的影响，在力场中加入了二者的相互作用耦合项，提升了计算的准确性。此外，COMPASS 力场采用了正式原子类型和通用原子类型，大大减少了力场参数的数量，通用性得到了增强。与其他力场相比，该力场更适合模拟含有共价键的分子结构。

2.2.4　分子动力学模拟中粒子系综及控制方法

2.2.4.1　粒子系综

受外在条件影响，MD 模拟体系中粒子的数目是有限的，但其热力学系统的统计规律成立，所以对体系进行 MD 模拟时需要选择合适的系综。系综可以看成是大量性质和结构完全相同的、处于热力学运动状态的、相对独立的体系的集合。从宏观层面上来看，系综里面所有体系都是相同的，其所具有的性质均能够代表整个体系；从微观层面上来看，各个独立体系单元又具有不同的微观状态，即不同的微观量。这些微观运动状态在相空间内构成一个连续完整的区域，与微观量相对应的宏观量是在一定宏观约束条件下，所有可能运动状态的一个统计平均值。根据其宏观约束条件的不同，系综主要包括以下几种。

1) 正则系综

正则系综(canonical ensemble，NVT)指的是系统的粒子数目 N、系统的体积 V 及系统的温度 T 均保持恒定。NVT 系综是蒙特卡罗模拟处理的典型代表，一个系综中所有系统均处于温度恒定的热浴之中，此时系统的能量和压强可能有波动，但系统的温度是恒定的。平衡体系指的是与大热源热接触平衡后的恒温封闭系统。因此，NVT 系综的特征函数可表示为赫姆霍兹自由能 $F(N, V, T)$。

2) 微正则系综

微正则系综(micro-canonical ensemble，NVE)指的是系统中粒子数目 N、系统的体积 V、系统总能量 E 均保持恒定。该系综是一个孤立保守系统的统计系综，在该系综里，系统将会沿着相空间中给出的能量轨道进行演化。假定 N 个粒子置于体积为 V 的系统中，并固定系统总能量，此时，系统的温度 T 和系统的压强 P 可能围绕某一值附近波动。平衡体系指的是与外界无能量交换、粒子交换的孤立系统。NVE 系综的特征函数可表示为熵 $S(N, V, E)$。

3) 等温等压系综

等温等压系综(constant pressure, constant temperature ensemble，NPT)表示系统中粒子数目 N、系统压强 P、系统的温度 T 均保持恒定。该系综是与大热源热接触而进行能量交换的物理系统，其总能量 E 和系统体积 V 在计算过程中存在波动。平衡体系指的是可移动系统壁情况下的恒温热浴系统。NPT 系综的特征函数可表示为吉布斯自由能 $G(N, P, T)$。

4) 等压等焓系综

等压等焓系综[7](contant pressure, constant enthalpy ensemble，NPH)表示系统中粒子数目 N、系统压强 P、系统焓 H 均保持恒定。由于 $H=E+PV$，所以在 NPH 系综下进行模拟时要维持压力 P 和焓值 H 的恒定，其调节技术的实现具有一定难度。在 MD 模拟的模型中，体系的形状是不能改变的，这严重地限制了 NPH 系综在实际模拟过程中的应用。

2.2.4.2 温度控制方法

系综的调节主要是指在 MD 计算过程中对体系温度、压力参数的调节，分为温度控制和压力控制。对体系进行温度控制，常用的控制方法有以下 4 种。

1) 速度标度法

速度标度法[8]是对标度因子进行控制，对原子速度的调节非常激烈，能够使体系快速达到平衡。其表达式如下：

$$\left(\frac{V_{i+1}}{V_i}\right)^2 = \frac{T_0}{T_i} \tag{2-27}$$

式中，

V_{i+1}—— $i+1$ 时刻的速度；

V_i—— i 时刻的瞬时速度；

T_0—— 目标温度；

T_i—— 体系的瞬时温度。

2) Berendsen 控温法

Berendsen 控温法[9]是设想所模拟的体系与设定所需温度的虚拟热浴接触，从而控制体系温度的变化。该方法的实现是每一步都对速率进行标度，即速率乘以因子λ：

$$\lambda = \left[1 - \frac{\Delta t}{\tau}\left(\frac{T_i - T_0}{T_i}\right)\right]^{1/2} \tag{2-28}$$

式中，

Δt—— 时间步长；

τ—— 特征松弛时间。

3) Nose 法

Nose 法[10-11]的主要思想是将模拟体系置于具有一定温度的热浴中，且体系和热浴之间可以进行热交换，即将体系与所需温度直接接触并相互传递，从而维持温度恒定的一种控温方法。此外，在整个体系中，系统的能量是维持恒定不变的。

4) Andersen 法

Andersen 法[12]的思想是预先设定一个碰撞频率，然后根据这个频率随机地给出对应的速度。其中碰撞频率与 $N^{2/3}$ 成正比，N 为体系中所含粒子的数目。

2.2.4.3　压力控制方法

控制体系压强的常用方法有以下 2 种。

1) Andersen 法

Andersen 法[12]类似于在一个密闭的容器内，体系与外界通过活塞相连接，活塞可以滑动，通过控制活塞的移动，控制模拟体系体积的大小，从而维持体系内外压强的平衡。

2) Berendsen 控压法

Berendsen 控压法[9]与 Berendsen 控温法类似，假设系统与一个"压浴"相耦合。取模拟体系体积标度因子为 λ，则原子坐标的标度因子为 $\lambda^{1/3}$。其中标度因子可表示为

$$\lambda=1-\kappa\frac{\Delta t}{\tau_{\mathrm{p}}}(P_{\mathrm{bath}}-P) \tag{2-29}$$

式中，

　　τ_{p} —— 耦合参数；

　　P_{bath} —— "压浴"。

该方法的原理是在某个时刻已知压强的前提下，通过改变体系体积的大小来实现体系压强的控制。

2.2.5　周期性边界条件

受限于计算机硬件、软件和计算效率等客观条件，MD 模拟系统中的原子数目远远小于真实系统，从而模拟体系计算得到的体系性质与真实体系存在差距，这就是"尺寸效应"。因此，在模拟体系较大时，为了去除表面效应或边界效应，最佳的方法是采用周期性边界(periodic boundary)条件，它是对无限大系统的一种理想化模型。所谓周期性边界[13]，就是让晶胞左边的粒子与其右边的粒子有相互作用，晶胞上边的粒子与其下边的粒子有相互作用，晶胞前边的粒子与其后边的粒子有相互作用。采用这种边界条件时，晶胞的限度应大于单个粒子间相互作用力程的 2 倍。周期性边界条件自提出以来，其方法经过人们的不断改进，已广泛地用于分子动力学和蒙特卡罗模拟的各种场合。除了表面和边界等问题的模拟之外，周期性边界条件使得用较少的粒子系统来实现大体系的模拟成为可能。

图 2-2 为周期性边界条件的二维示意图，正中央的正方形为模拟所建立的几何模型，即代表单元，周围的八个正方形表示所在平面两个垂直方向上施加周期性边界条件后与周期性元胞最相邻的重复元胞。对于三维的例子，则有 26 个最近邻胞。在模拟过程中，如果有一个原子离开了这个周期性单胞，那它的影像原子

将从相反方向进入这个单胞，故而保证了单胞中原子数目的恒定。因此，在周期性边界条件下，采用最近镜像法计算体系原子间相互作用时，可以保证对位于单胞边缘的原子受力情况进行研究，从而有效避免了尺寸效应和进行大量原子的计算。

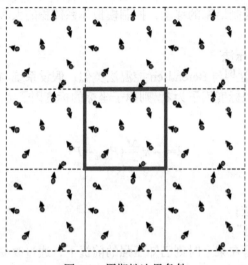

图 2-2　周期性边界条件

2.3　耗散粒子动力学模拟方法

耗散粒子动力学(DPD)是 Hoogerbrugge 和 Koelman[14-15]在 1992 年针对 MD模拟复杂流体体系(大分子体系)所面临的空间和时间尺度瓶颈而提出的一种新的计算理论。DPD 模拟方法是由分子动力学和晶格气体自控理论逐渐演变而来的，其与 MD 模拟方法不同的是对体系分子进行了一定程度的粗粒化处理，忽略了原子尺度的部分信息，从而在较大的时间尺度和空间尺度上反映体系的物理特性，弥补了 MD 模拟复杂流体时在时间和空间尺度上的缺陷。DPD 模拟始于经典牛顿运动定律，用具有相同体积的 DPD 珠子代替系统中的高分子链的一个甚至几个单体，并通过柔性势能函数模拟跟踪体系中能量的变化趋势，采用牛顿运动定律和随机力、保守力、耗散力共同来描述体系中各珠子的运动状态。经过多年的发展，DPD 模拟方法已经成为一种在介观尺度上广泛应用的计算机模拟方法，被成熟应用于生物、物理、化学、材料等研究领域。

2.3.1　耗散粒子动力学模拟的基本原理

DPD 模拟方法是一种介观尺度上的模拟方法。该方法的优点在于能够有效研究分子堆积与分散的相关问题，非常适用于研究混合体系的相行为。与分子动力学类似，耗散粒子动力学模拟过程中所有珠子的运动均满足牛顿运动方程。因此，模拟过程中所有珠子每一时刻的位置和速度满足如下方程：

$$\frac{dr_i}{dt} = v_i, \quad m_i \frac{dv_i}{dt} = F_i \tag{2-30}$$

式中，

r_i、v_i、m_i——珠子 i 的位置、速度、质量；

F_i——珠子 i 所受的合力，主要包括保守力 F_{ij}^C、耗散力 F_{ij}^D 及随机力 F_{ij}^R。

$$F_i = \sum_{i \neq j} (F_{ij}^C + F_{ij}^D + F_{ij}^R) \tag{2-31}$$

$$F_{ij}^C = \begin{cases} a_{ij}(1 - r_{ij})\vec{e}_{ij}, & r_{ij} < 1 \\ 0, & r_{ij} > 1 \end{cases} \tag{2-32}$$

$$F_{ij}^D = -\eta \omega^D(r_{ij})(\vec{e}_{ij} \cdot \vec{v}_{ij})\vec{e}_{ij} \tag{2-33}$$

$$F_{ij}^R = \sigma \omega^R(r_{ij}) \xi_{ij} \frac{1}{\sqrt{\Delta t}} \vec{e}_{ij} \tag{2-34}$$

式中，

$r_{ij} = |\vec{r}_{ij}| = |\vec{r}_i - \vec{r}_j|$——珠子 i、j 间的距离；

$\vec{e}_{ij} = \vec{r}_{ij} / r_{ij}$——珠子 i 到 j 方向的单位向量；

a_{ij}——保守力系数，可以反映 i 和 j 珠子间最大的排斥力；

η——耗散力的幅值；

σ——随机力的幅值；

$\vec{v}_{ij} = \vec{v}_i - \vec{v}_j$——珠子 i 到 j 速度矢量差；

ξ_{ij}——平均值等于 0 的随机变量；

Δt——时间步长；

$\omega^D(r_{ij})$——耗散力的权重函数；

$\omega^R(r_{ij})$——随机力的权重函数。

由于耗散粒子动力学模拟中引入了涨落耗散定理[16]，因此上述权重函数满足如下关系：

$$\omega^D(r) = \left[\omega^R(r)\right]^2 \tag{2-35}$$

$$\sigma^2 = 2\eta k_B T \tag{2-36}$$

$$\left[\omega^{R}(r_{ij})\right]^{2}=\begin{cases}\left(1-\dfrac{r_{ij}}{r_{c}}\right)^{2}, & r_{ij}<r_{c}\\[3mm] 0, & r_{ij}\geqslant r_{c}\end{cases} \tag{2-37}$$

式中，

　　k_B——玻尔兹曼常数；

　　T——温度；

　　r_c——截断半径。

为了便于数值分析，在 DPD 模拟中，把 r_c 作为长度单位，k_BT 作为能量单位，珠子的质量为 m。基于上述因素，模拟的时间单位可表示为 $\tau=r_c\sqrt{m/k_BT}$。此外，同一分子内相邻的两珠子间还存在一个弹性力，其表示如下[17]：

$$F_i^{S}=\sum_{j}Cr_{ij} \tag{2-38}$$

式中，C 为弹性常数，本书将其值设置为 4。

2.3.2　耗散粒子动力学与 Flory-Huggins 理论

在 DPD 模拟中如何将高分子本身的物理、化学性质真实地映射到 DPD 珠子，对于 DPD 模拟至关重要，即 DPD 珠子间的相互排斥参数的计算直接关系到模拟结果的准确性。

根据 Flory-Huggins 理论[18]，通过格子模型将珠子分配到各个格点上，且每一个格点只被唯一的珠子占据。此处以聚合物二元共混体系为例，介绍 Flory-Huggins 相互作用参数 χ_{ij} 与排斥参数 α_{ij} 间的关系。对于 i、j 二元共混体系，每个格子上的自由能可表示为

$$\frac{F}{k_BT}=\frac{\phi_i}{N_i}\ln\phi_i+\frac{\phi_j}{N_j}\ln\phi_j+\chi_{ij}\phi_i\phi_j \tag{2-39}$$

式中，

　　ϕ_i、ϕ_j——组分 i、j 所占的体积分数，且 $\phi_i+\phi_j=1$；

　　N_i、N_j——i、j 分子的链段数。

Flory-Huggins 相互作用参数 χ_{ij} 如果大于 0，则表示二元共混体系两组分相容性较差，反之，则表示二者混溶性较好。当体系能量最小时，有如下关系：

$$\chi_{ij}N_i=\frac{\ln\left[(1-\phi_i)/\phi_i\right]}{1-2\phi_i} \tag{2-40}$$

对上述体系混合能求二阶、三阶导数，并令其都等于 0，则可得到相分离的

临界条件：

$$\phi_c = \frac{\sqrt{N_j}}{\sqrt{N_i}+\sqrt{N_j}}, \quad \chi_c = \frac{1}{2}\left(\frac{1}{\sqrt{N_i}}+\frac{1}{\sqrt{N_j}}\right) \tag{2-41}$$

在 DPD 模拟中，根据体系的状态方程：

$$P = \rho k_B T + 0.1\alpha k_B T \rho^2 \tag{2-42}$$

在单组分体系中，其压强可通过体系的 Helmholz 自由能求解得到：

$$P = -\left(\frac{\partial F}{\partial V}\right)_T = -V\frac{\partial F}{\partial V} - f = \rho\frac{\partial f}{\partial \rho} - f \tag{2-43}$$

结合式(2-39)和式(2-40)可得到：

$$\rho\frac{\partial f}{\partial \rho} - f = \rho k_B T + 0.1\alpha k_B T \rho^2 \tag{2-44}$$

经推导可以得到如下关系：

$$\frac{f}{k_B T} = \rho\ln\rho - \rho + \frac{\alpha\alpha_{ij}\rho^2}{k_B T} \tag{2-45}$$

同理，可由上述扩展到二元共混体系：

$$\frac{f}{k_B T} = \frac{\rho_i}{N_i}\ln\rho_i + \frac{\rho_j}{N_j}\ln\rho_j - \frac{\rho_i}{N_i} - \frac{\rho_j}{N_j} + \frac{\alpha\alpha_{ii}\rho_i^2 + \alpha\alpha_{jj}\rho_j^2 + 2\alpha\alpha_{ij}\rho_i\rho_j}{k_B T} \tag{2-46}$$

假设式(2-46)中 $\alpha_{ii} = \alpha_{jj}$，且 $\rho_i + \rho_j = \rho$ 是一个常数，令 $x = \rho_i/(\rho_i+\rho_j)$，$\chi = 2\alpha(\alpha_{ij}-\alpha_{ii})(\rho_i+\rho_j)/(k_B T)$，并将它们代入式(2-46)，则有

$$\frac{f}{\rho k_B T} = \frac{x}{N_i}\ln x + \frac{1-x}{N_j}\ln(1-x) + \chi_{ij}x(1-x) \tag{2-47}$$

该结果与 Flory-Huggins 理论的自由能密度形式十分相似。如果 Flory-Huggins 相互作用参数与排斥参数差成正比，则 DPD 流体自由能形式与 Flory-Huggins 理论一致。对于单一组分的系统，有

$$\alpha_{ii} = \frac{75k_B T}{\rho} \tag{2-48}$$

对于二元共混体系，Flory-Huggins 相互作用参数与排斥参数满足如下关系[18]：

$$\alpha_{ij} = \alpha_{ii} + 3.27\chi_{ij}, \quad \rho = 3 \tag{2-49}$$

$$\alpha_{ij} = \alpha_{ii} + 1.45\chi_{ij}, \quad \rho = 5 \tag{2-50}$$

2.3.3 耗散粒子动力学的积分算法

在 DPD 模拟过程中，需要对体系中珠子的运动微分方程进行数值求解，积分求解运动方程是该方法的关键所在。目前已发展了多种不同的积分算法[19-21]，而本章采用的是由 Groot 和 Warren 提出的修正 Velocity-Verlet 算法，通过 DPD 珠子当前时间步数处的位置、速度、作用力计算得到下一模拟步数中珠子的速度和位置，继而计算得到下一模拟步数中珠子的作用力。其过程如下：

$$\left.\begin{array}{l} r_i(t+\delta t) = r_i(t) + v_i\delta t + \dfrac{1}{2}f_i(t)\delta t^2 \\[2mm] \tilde{v}_i(t+\delta t) = v_i(t) + \lambda f_i(t)\delta t \\[2mm] f_i(t+\delta t) = f_i\big(r_i(t+\delta t),\ \tilde{v}_i(t+\delta t)\big) \\[2mm] v_i(t+\delta t) = v_i(t) + \dfrac{1}{2}\big(f_i(t) + f_i(t+\delta t)\big)\delta t \end{array}\right\} \tag{2-51}$$

式中，

f_i——珠子 i 所受合力；

$\tilde{v}_i$——上一步中被修正的速度；

λ——可调参数。

该算法考虑到耗散力对珠子速度速度的依赖，在积分过程中添加了步长调节参数 λ。首先预测一个新的珠子速度 $\tilde{v}_i(t+\delta t)$，然后通过 $r_i(t+\delta t)$ 和 $\tilde{v}_i(t+\delta t)$ 计算出下一步珠子所受的力 $f_i(t+\delta t)$，最后对真实速度 $v_i(t+\delta t)$ 进行更新。假如力和速度相互独立，则选择步长可调节参数 $\lambda=0.5$，还原为上述的 Velocity-Verlet 算法。通常取 $\lambda=0.65$，以确保较好的温度稳定效果。

2.3.4 耗散粒子动力学模拟的特点

DPD 模拟的主要特点是在计算模型中引入了流体力学相互作用。相对于随机动力学方法，DPD 模拟的这一特点得到了明显体现。在随机动力学方法中，每个粒子受到的耗散力都是独立的，其只对单个粒子的运动速度产生阻尼作用，导致体系的动量无法保持守恒，因此随机动力学方法不适用于流体力学相互作用的描述。对于 DPD 模拟，耗散力的作用是对粒子对的相对速度产生阻尼作用，此外，在随机力的作用下，每对相互作用粒子对都被给予了一个随机碰撞，使体系满足牛顿运动定律，从而确保了体系动量的守恒。因此，DPD 模拟可以很好地描述流体的相态行为。此外，DPD 模拟的最大缺点是无法用于气-液共存体系，因为 DPD 方程中没有出现密度的三次方项。当体系温度低于临界温度时，体系压强会消失，从而致使模拟体系崩溃。因此，DPD 模拟无法用于研究气-液共存界面。

此外，DPD 模拟方法相对于其他模拟方法，其在介观尺度上的模拟方法中有着以下明显优势：①由于流体力学相互作用的引入，体系的动量能够维持守恒；②DPD 模拟中，保守力采用的是软作用势，从而可以采用较大的积分步长，使模拟可以在较大的时间尺度上进行；③DPD 模拟采用了"珠-簧"的粗粒化模型，每个珠子代表一团原子或分子，使该方法可以实现更大体系的模拟计算。

2.4　常用的模拟软件简介

随着计算机技术的飞速发展和并行运算策略的使用，分子动力学模拟的应用越来越多，分子动力学模拟软件也被开发出来，不同的模拟软件有各自侧重的应用领域，目前分子动力学模拟软件主要有 AMBER、CHARMM、LAMMPS、NAMD、GROMACS、Materials Studio 等。

AMBER 是美国加州大学旧金山分校开发的模拟软件[22]。CHARMM 是哈佛大学开发的模拟软件[23]。LAMMPS 是美国桑迪亚国家实验室开发的模拟软件[24]，包含多个计算模块，并行效率高，现由桑迪亚国家实验室和坦普尔大学的研究人员维护。NAMD 是伊利诺伊大学厄巴纳-香槟分校的理论与计算生物物理学组和并行编程实验室联合开发的模拟软件[25]，并行效率很高，多用于模拟大型系统。GROMACS 是格罗宁根大学生物化学系开发的模拟软件[26]，是应用广泛的分子动力学模拟软件，主要用于模拟蛋白质和核酸。

本书使用的分子动力学模拟软件是 Materials Studio。Materials Studio 软件是美国 Accelrys 公司开发的一款可以在个人计算机上运行的高度模块化的集成产品，科研人员可以自由购买需要的软件系统模块来满足研究工作的不同需求。它具有可视化操作界面，可以方便快捷地构建三维立体结构模型，然后优化结构模型，通过模拟计算来深入研究各种晶体、非晶体以及高分子材料的性质和相关过程，广泛应用在材料学、化学、石油化工等领域，并取得了一些研究成果。

Materials Studio 软件采用灵活的 Client-Server 结构，核心模块在 PC 客户端上运行，计算模块在终端服务器上运行，两者都支持多种操作系统。为了最大程度地利用网络资源，Materials Studio 软件的流动许可(floating license)机制方便用户与客户端之间在互联网上实现交流。

本书用到 Materials Studio 软件的主要功能模块如下。

(1) Materials Visualizer 模块。Materials Visualizer 是 Materials Studio 软件的核心模块，主要功能是建模、模型分析和图形显示，提供了构建原子、分子、高分子及晶体结构等模型需要的工具，可以操作、修改、观察以及分析模型，能处理表格、图表和文本等形式的数据，为其他功能模块提供了分析工具和软件的基本环境。

(2) COMPASS 力场。COMPASS 力场能够对孤立态和凝聚态体系进行原子尺度的模拟，在很大温度、压力范围内可以预测物质的结构、物理化学性质和振动构型等[27]，使分子动力学模拟变得更加广泛有效。

(3) Amorphous Cell 模块。Amorphous Cell 模块是采用蒙特卡罗方法搭建无定形模型的工具，可以搭建多种组分和不同配比的高分子共混模型、复合材料模型、溶液模型、固液/固气界面模型等。从复杂的无定形模型中确定出具有代表性的模型，然后分析模型结构对性质的影响，预测模型的主要性质，Amorphous Cell 可以研究模型的内聚能密度、状态方程以及局部链运动等性质，从而研发出更好的化合物或更佳配比[28]。

(4) Forcite 模块。Forcite 模块可以对分子、材料表面或周期系统进行结构优化、能量计算以及各种系综下的分子动力学模拟，得到系统的各种参数和性质。

(5) Discover 模块。Discover 模块是基于经典牛顿力学理论，结合全原子势函数对目标体系进行模拟计算，可用于预测固体、气体、液体以及高分子化合物的物理化学性质。Discover 模块使用 COMPASS 力场用于分子体系的能量最小化和分子动力学动态平衡计算。

(6) DPD 模块。DPD 模块能够在大的时间和空间范围内进行模拟计算，时间模拟范围能够横跨纳秒到微秒，尺寸更是可以达到微米级别。可用于众多材料研究方向和配方研究，如复合物、涂料、化妆品和药物可控释放等，可提供这些研究对象在平衡态的结构参数和动力学性质，包括在有剪切力或者受限制作用下的最优几何构型。

(7) Adsorption Locator 模块。Adsorption Locator 模块是一个采用蒙特卡罗模拟退火方法搜索吸附质在基底材料上的最低能量吸附构象的模块，可以给出吸附质的稳定吸附位点、混合吸附质的优先吸附成分、纳米级催化剂的活性位、原子层沉积过程的最稳定位置，帮助科研人员从原子水平上了解吸附过程，在涂料开发、表面腐蚀研究、催化剂设计及晶体结晶形貌等领域具有理论指导意义。

分子动力学模拟的后处理可视化程序主要有 GOpenMol、OVITO 和 VMD 等，本书主要采用 Materials Studio 软件进行分子动力学模拟，使用 GOpenMol 和 VMD 程序显示模拟结果。

2.5　本章小结

本章主要对分子动力力学和耗散粒子动力学模拟方法及理论进行了介绍。首先，从基本原理、积分算法、常用力场、边界条件、系综等几个方面，对分子动力学模拟方法进行了详细介绍。其次，从基本原理、积分算法、相互作用参数、特征等几个方面介绍了耗散粒子动力学模拟方法。最后，对常用的分子模拟软件进行了简要介绍，并对本书所用软件 Materials Studio 的各个模块功能进行了详细说明。

参 考 文 献

[1] Alder B J, Wainwright T E. Phase transition for a hard sphere system[J]. The Journal of Chemical Physics, 1957, 27(5): 1208-1209.

[2] Verlet L. Computer 'Experiments' on classical fluids. I. Thermodynamical properties of Lennard-Jones molecules[J]. Physical Review Letters, 1967, 159: 98-103.

[3] Honeycutt R W. The potential calculation and some applications[J]. Methods in Computational Physics, 1970, 9: 135-211.

[4] Koelman J, Hoogerbrugge P. Dynamic and hard-sphere suspensions under steady shear[J]. Europhysics Letters, 1993, 21(3): 363-368.

[5] Mayo S L, Olafson B D, Goddard W A. Dreiding: A generic forcefield force field for molecular simulation[J]. Journal of Physical Chemistry, 1990, 94(26): 8897-8909.

[6] Sun H. Compass: An ab intio force-field optimized for condensed phase application-overview with details on alkane and benzene compounds[J]. Journal of Physical Chemistry B, 1998, 102(38): 7338-7364.

[7] Ding H Q, Karasawa N, Goddard III W A. Atomic level simulations on a million method for Coulomb and London nonbond interactions[J]. The Journal of Chemical Physics, 1992, 97: 4309-4315.

[8] Hoffmann K H, Schreiber M. Computational Physics[M]. Berlin Heidelberg: Springer-Verlag, 1996.

[9] Berendsen H J C, Postma J P M, Gunsteren W F, et al. Molecular dynamics with coupling to an external bath[J]. The Journal of Chemical Physics, 1984, 81(8): 3684-3690.

[10] Nose S. A molecular dynamics method for simulations in the canonical ensemble[J]. Molecular Physics, 1984, 52(2): 255-268.

[11] Hoover W G. Canonical dynamics: Equilibrium phase-space distributions[J]. Physical Review A, 1985, 31(3): 1695-1697.

[12] Andersen H C. Molecular dynamics simulations at constant pressure and/or temperature[J]. The Journal of Chemical Physics, 1980, 72(4): 2384-2393.

[13] 帅志刚, 邵久书, 等. 理论化学原理与应用[M]. 北京: 科学出版社, 2008.

[14] Hoogerbrugge P J, Koelman J M V A. Simulating microscopic hydrodynamic phenomena with dissipative particle dynamics[J]. Europhysics Letters, 1992, 19(3): 155-160.

[15] Koelman J M V A, Hoogerbrugge P J. Dynamic simulations of hard-sphere suspensions under steady shear[J]. Europhysics Letters, 1993, 21(3): 363-368.

[16] Espanol P, Warren P. Statistical mechanics of dissipative particle dynamics[J]. Europhys Letter, 1995, 30: 191-196.

[17] Rao Z H, Huo Y T, Liu X J. Dissipative particle dynamics and experimental study of alkane-based nanoencapsulated phase change material for thermal energy storage[J]. RSC Advances, 2014, 4(40): 20797-20803.

[18] Groot R D, Warren P B. Dissipative particle dynamics: Bridging the gap between atomistic and

mesoscopic simulation[J]. Journal of Chemical Physics, 1997, 107(11): 4423-4435.

[19] Vattulainen I, Karttunen M, Besold G, et al. Integration schemes for dissipative particle dynamics simulations: From softly interacting systems towards hybrid models[J]. The Journal of Chemical Physics, 2002, 116(10): 3967-3979.

[20] Shardlow T. Splitting for dissipative particle dynamics[J]. SIAM Journal on Scientific Computing, 2003, 24(4): 1267-1282.

[21] Lowe C P. An alternative approach to dissipative particle dynamics[J]. Europhysics Letters, 1999, 47(2): 145-151.

[22] Weiner P K, Kollman P A. AMBER-assisted model-building with energy refinement—A general program for modeling molecules and their interactions[J]. Journal of Computational Chemistry, 1981, 2(3): 287-303.

[23] Brooks B R, Brooks C L, Mackerell A D, et al. CHARMM: The biomolecular simulation program[J]. Journal of Computational Chemistry, 2009, 30(10): 1545-1614.

[24] Plimpton S. Fast parallel algorithms for short-range molecular-dynamics[J]. Journal of Computational Physics, 1995, 117(1): 1-19.

[25] Phillips J C, Braun R, Wang W, et al. Scalable molecular dynamics with NAMD[J]. Journal of Computational Chemistry, 2005, 26(16): 1781-1802.

[26] Van Der Spoel D, Lindahl E, Hess B, et al. GROMACS: Fast, flexible, and free[J]. Journal of Computational Chemistry, 2005, 26(16): 1701-1718.

[27] Faux D A. Molecular dynamics studies of sodium diffusion in hydrated Na^+-Zeolite-4A[J]. Journal of Physical Chemistry B, 1998, 102(52): 10658-10662.

[28] Sakellariou P, Rowe R C, White E F T. The solubility parameters of some cellulose derivatives and polyethylene glycols used in tablet film coating[J]. International Journal of Pharmaceutics, 1986, 31(1-2): 175-177.

第3章 PVA/PAM 共混体系及其水凝胶的分子动力学

3.1 引　言

聚丙烯酰胺(PAM)是一种水溶性聚合物，由丙烯酰胺单体聚合而成，其水凝胶无毒副作用，具有典型的三维网络结构以及良好的生物相容性，已被广泛地应用于制备生物水凝胶[1-3]。然而，由于 PAM 水凝胶的弱机械强度，其在人工肌肉、记忆开关元件、机械传动装置及生物传感器等对机械强度要求较高领域的应用受到限制。聚乙烯醇(PVA)具有优良的机械强度、可通过自交联形成三维网络结构和与其他高分子材料相容性好的特性[4]。研究表明，通过引入 PVA 作为增强剂对 PAM 进行共混改性处理，不仅可以显著地改善 PAM 水凝胶的力学强度[5-7]，还弥补了 PVA 水凝胶无生物活性和因表面过于光滑不利于细胞黏附生长的缺陷。因此，通过 PVA 与 PAM 共混改性，可以实现两种材料的优势互补，拓宽材料的应用范围[8-9]。为了制备出一种理想的水凝胶软体支架，本章借助分子动力学的模拟方法对 PVA/PAM 基体材料及其水凝胶体系进行了分子动力学建模和性能分析。首先，研究了共混体系中聚合物组分比对 PVA/PAM 基体材料相关性能的影响，从分子间相互作用的角度揭示了 PVA 与 PAM 的相互作用机理。然后，建立了 PVA/PAM 共混水凝胶体系，探索了体系中含水量对 PVA/PAM 共混水凝胶相关性能的影响规律，阐明了水分子的扩散机理。

3.2　PVA/PAM 共混体系的分子动力学

3.2.1　模型的构建及模拟细节

3.2.1.1　模型的构建

合适聚合物分子链重复单元数的选取对于分子动力学模拟结果的准确性与可靠性影响极大，分子链过短不仅会增加聚合物的末端效应，还无法代表真实的聚合物大分子。相反，分子链重复单元数取值过大，会给计算机带来沉重的负担，不仅耗时太长，还可能导致模拟计算无法顺利完成[10]。因此，为了选取合适的聚合度，首先根据 PVA、PAM 的分子结构式，运用 Materials Studio 软件平台[11]中的 Visualizer 模块分别构建不同重复单元数(n= 10，20，30，40，50)的 PVA、PAM 高分子链，分子链的各个端基碳原子均加氢以达到饱和。其次对所构建的高分子链进行 Smart Minimizer 优化处理，并借助 Amorphous Cell 模块构建含有不同单体数分子链的无定型周期性晶胞。最后对所构建的无定型晶胞进行 MD 计算(详细过程描述见 3.2.2.2 小节)，并对平衡构型进行溶度参数分析。对于高分子聚合物，当溶度参数的计算结果不随重复单元数变化影响时，认为此时重复单元数的聚合物分子链能够代表真实的聚合物分子。此外，为了使所建模型间形成鲜明对比同时避免超出计算机的计算能力，本章使每一条聚合物分子链的分子量接近相等，且每一个无定型晶胞模型中原子总数控制在 1400 左右。因此，根据上述基本建模准则，设计和构建不同组分比的 PAM/PVA(4PAM/0PVA、3PAM/1PVA、2PAM/2PVA、1PAM/3PVA、0PAM/4PVA)无定型周期性晶胞模型，晶胞模型中分别含有 4 条聚合物分子链。此外，为了避免分子间相互缠绕、保障分子链有足够弛豫空间，晶胞的初始密度设置为 0.6g/cm³。最后对初始模型进行几何优化以及 MD 模拟计算，图 3-1 展示了 PVA/PAM 共混体系无定型周期性晶胞的构建和 MD 模拟过程。表 3-1 为所构建无定型周期性晶胞在 298K 温度下的相关参数。

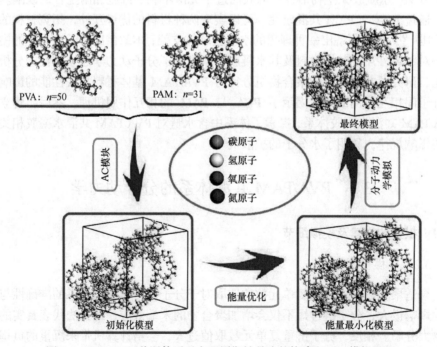

图 3-1　PVA/PAM 共混体系无定型周期性晶胞的构建和 MD 模拟过程

表 3-1　无定型晶胞模型的详细参数

共混体系	PVA 含量/%	原子数	初始密度 /(g/cm³)	平衡密度 /(g/cm³)	实验密度 /(g/cm³)
4PAM/0PVA	0	1248	0.6	1.335	1.31, 1.32 [12]
3PAM/1PVA	25	1288	0.6	1.306	1.290
2PAM/2PVA	50	1328	0.6	1.294	1.282
1PAM/3PVA	75	1368	0.6	1.278	1.255
0PAM/4PVA	100	1408	0.6	1.264	1.261, 1.269 [13]

3.2.1.2　模拟细节

(1) 分子链。模拟过程中所有的聚合物分子链首先通过最速下降法和共轭梯度法进行能量最小化处理，迭代次数为 10000，能量收敛值设置为 $1×10^{-4}$kcal/mol (1kcal=4.1868kJ)，位移收敛值为 $5×10^{-6}$nm。能量最小化后对体系进行退火处理，体系从 298K 的初始温度逐步提高到 598K，再逐步降低到 298K。升温过程中温度梯度为 50K，冷却过程中温度梯度设置为 20K，这一过程重复进行直至体系的能量不再改变。该过程主要是去除体系中不合理的分子内残余应力。

(2) 无定型模型。首先使用分子力学(MM)能量最小化方法对模型进行几何优化，优化过程中的能量收敛值设置为 $1×10^{-4}$kcal/mol，位移收敛值为 $5×10^{-6}$nm，迭代次数为 5000。模拟过程中采用基于原子的静电和范德华算法的 COMPASS 力场，且无定型晶胞的能量最小化过程使用最速下降法和 Fletcher-Reeves 共轭梯度法去除不合理的相互作用，从而使体系能量处于最低状态。之后对得到的能量最低体系进行 MD 模拟计算，其中 MD 模拟主要包含以下三个过程：①NVT 系综 MD 模拟。模拟时间为 100ps，这一过程主要是为了释放体系中可能存在的张力。②NPT 系综 MD 模拟(P=1bar=10^5Pa)。这一过程模拟时间取决于体系的大小，可根据体系密度随模拟时间变化关系的曲线图进行判断，当体系密度维持恒定时，可以认为其已达到平衡。图 3-2 为 NPT 系综下 2PVA/2PAM 共混体系 MD 模拟过程中体系密度随模拟时间变化的曲线。图中体系密度由 0.6g/cm³ 变化为 1.294g/cm³，平衡所需时间只需要 200ps，所以 500ps 对于所构建的体系是足够的。③NVT 系综下的 MD 模拟。模拟时间为 50ps，这一过程主要是为后面的结果分析提供平衡构象。

此外，本节所有的 PVA/PAM 共混体系在进行上述 MD 计算时，相关参数设置都遵循如下标准。恒压器和恒温器均采用 Andersen 控制方法，通过 Velocity-Verlet 积分法求解牛顿运动方程，按玻尔兹曼随机分布方法确定系统中原子的初始速度。计算过程中时间步长设置为 1fs，每 500 步记录一次体系的轨迹。库仑和范德华分别采用 Ewald 和 Atom based 方法进行计算，截断半径设置为 12.5Å，样条宽度和缓冲宽度分别取 1Å 和 0.5Å，模拟温度定为 298K。MD 模拟阶段最后 30ps 的轨迹文件用于数值计算。

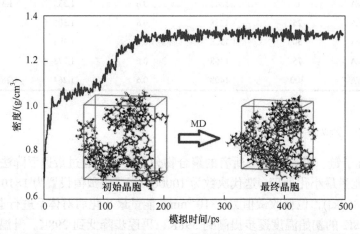

图 3-2　NPT 系综下 2PVA/2PAM 共混体系 MD 模拟过程中体系密度随模拟时间变化的曲线

3.2.1.3　平衡判别和平衡结构

在分子动力学模拟过程中，体系的平衡还可通过温度和能量随模拟时间的变化来进行判定。一般当模拟体系的温度和能量波动范围均控制在 5%～10%，认为体系已达到平衡[14]。研究时所有数值计算结果都是从平衡体系结构分析的。本章以 2PVA/2PAM 共混体系为例，图 3-3 和图 3-4 分别为该体系在最后 NVT 系综 MD 模拟过程中温度和能量随模拟时间的变化。由图 3-3 和图 3-4 可以判断 2PVA/2PAM 共混体系已达到平衡。

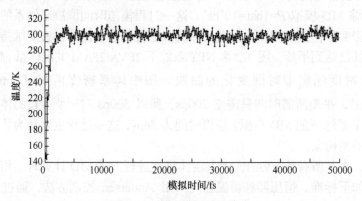

图 3-3　温度-模拟时间曲线

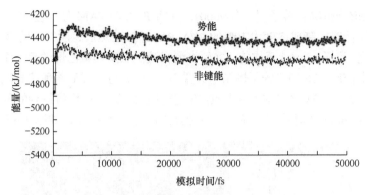

图 3-4　能量–模拟时间曲线

经过 MD 模拟，可以获得常温下(298K)不同组分比 PVA/PAM 共混体系的平衡结构，如图 3-5 所示。为了更好地区分共混体系中的不同组分，PAM 用球–棍模型表示，PVA 用棍模型表示[4]。

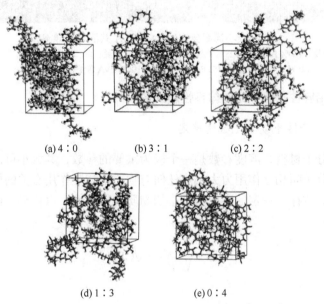

图 3-5　不同组分比 PAM/PVA 共混体系的平衡结构
(a) 0%PVA 含量(纯 PAM 体系)；(b) 25%PVA 含量；(c) 50%PVA 含量；
(d) 75%PVA 含量；(e) 100%PVA 含量(纯 PVA 体系)

3.2.1.4　共混薄膜材料的制备

为了对本节部分模拟结果进行验证，根据仿真模型材料的材料组分比，制备了相应的 PVA/PAM 共混薄膜材料。分别取 10g PVA(型号：17-99；分子量：80000)

和 10g PAM(分析纯；分子量：200000)，并将 PVA 与 PAM 分别在 90℃的环境下通过电磁搅拌器配制成浓度为 10%的 PVA、PAM 溶液,然后将所制得的溶液在 50℃的环境下进行混合、搅拌至均匀。之后将混合液倒入聚四氟乙烯的盘子中，厚度通过铜垫片来控制，在 35℃的干燥箱中放置 36h，待充分干燥后将薄膜剥离下来，并将其再次放置于 80℃的加热箱中加热 1h 进行退火处理。最后将得到的薄膜材料剪成 10mm×40mm 的薄膜样本，每一组薄膜材料包含 4 个样本，如图 3-6 所示。

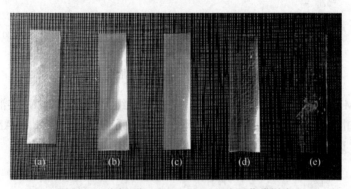

图 3-6　不同组分比的 PAM/PVA 共混薄膜样本

(a) 0% PVA 含量，100% PAM；(b) 25% PVA 含量，75% PAM 含量；(c) 50% PVA 含量，50% PAM 含量；
(d) 75% PVA 含量，25% PAM 含量；(e) 100% PVA 含量，0% PAM 含量

3.2.2　体系相容性及组分比对体系性质的影响

3.2.2.1　分子链重复单元数的确定

对于高分子材料，溶度参数是一个极为重要的参数，其大小可以在一定程度上度量物质分子间相互作用力大小。任何与物质间相互作用有关的性质、物质属性都与溶度参数存在一定的内在联系，如物质的相容性、汽化热、内聚能等[15]，其表示如下：

$$\delta = \sqrt{\frac{E_{\text{coh}}}{V}} = \sqrt{\text{CED}} \tag{3-1}$$

式中，

E_{coh}—— 内聚能；

V—— 物质的量混合体积；

CED—— 内聚能密度。

溶度参数与聚合物所含重复单元数存在一定的关系，随着聚合物分子链所含重复单元数的增加，溶度参数会逐渐趋于恒定，而当溶度参数趋于恒定值时，认为此时的聚合物分子链能够代表真实的高分子用于模拟仿真[4, 16]。因此，可以根据溶度参数随高分子链重复单元数的变化关系来确定模拟中高分子链的最小链

长，从而大大降低了计算机的计算负荷。

为了确定合适的高分子重复单元数，本章构建不同重复单元数(n=10，20，30，40，50，60)的 PVA、PAM 分子链模型，并对其无定型晶胞进行 MD 模拟，最后计算得到含有不同重复单元数高分子链的溶度参数。图 3-7 为溶度参数随高分子链中重复单元数的变化曲线。

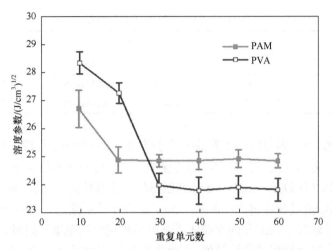

图 3-7　溶度参数随高分子链中重复单元数的变化曲线

图 3-7 中的关系曲线表明，对于 PVA 高分子链，当分子链重复单元数超过 30 时，其溶度参数基本趋于稳定值。对于 PAM 分子链，当分子链重复单元数超过 20 时，其溶度参数趋于稳定。此外，为了让不同分子链的分子量接近相等，本章最终将 PVA 与 PAM 分子链所含重复单元数确定为 50 和 31。

3.2.2.2　相容性分析

不同材料的相容性一般可通过组分的溶度参数来判断，其是衡量两种材料混溶性的一个较好指标。当两组分溶度参数接近时，则说明它们可以共混且相容性较好。溶度参数δ主要由色散力、氢键作用和极性相互作用三项组成，其关系为[17]

$$\delta^2 = \delta_d^2 + \delta_p^2 + \delta_h^2 \tag{3-2}$$

式中，

δ_d——色散力作用项；

δ_p——极性相互作用项；

δ_h——氢键作用项。

根据"相似相容"原理，假如两种物质能够互溶，则表明两组分的溶度参数组成项大小分别接近。由于本书选用的 COMPASS 力场将氢键包含在其他非键相互作用项中，而没有把氢键作为单独一项，所以本书计算所得溶度参数是由静电力作用项 δ_{elec} 和范德华力作用项 δ_{VDW} 两项组成[4]。

为了研究共混体系中 PVA 和 PAM 两单组分的相容性，对 298K 温度下纯 PVA 和纯 PAM 无定型晶胞体系的溶度参数分别进行了计算。PAM、PVA 溶度参数的计算结果如表 3-2 所示。

表 3-2　PAM、PVA 的溶度参数

聚合物	$\delta_{elec}/(J/cm^3)^{1/2}$	$\delta_{VDW}/(J/cm^3)^{1/2}$	$\delta/(J/cm^3)^{1/2}$	
			计算值	文献值
PAM	14.92±0.16	17.87±0.18	23.28±0.15	24.92 [18]
PVA	14.56±0.22	17.09±0.15	22.45±0.28	23.54 [19]

研究表明，当两组分的溶度参数差值小于等于 $2.0(J/cm^3)^{1/2}$，即 $\Delta\delta=\left|\delta_A-\delta_B\right|\leqslant 2.0(J/cm^3)^{1/2}$，表示两组分具有较好的共混性；当溶度参数差值大于 $2.0(J/cm^3)^{1/2}$，表示组分的共混性较差。从表 3-2 计算所得的溶度参数值可知，PVA、PAM 单组分的溶度参数 δ 及其相应组成项 δ_{VDW}、δ_{elec} 的大小分别接近，表明 PVA、PAM 两组分的相容性较好，两组分的共混体系不容易出现分层现象。同时，通过比较两组分的溶度参数及组成项的计算值，不难发现 δ_{VDW} 均大于 δ_{elec}，表明在 PVA、PAM 分子链中范德华力是分子间存在的主要作用力[4]。此外，模拟得到的 PVA、PAM 的溶度参数与文献结果吻合，进一步证明了本节模拟结果的可靠性。

为了进一步验证 PVA 与 PAM 的相容性，通过扫描电子显微镜(SEM)对不同组分 PVA/PAM 共混薄膜的表面形态进行了扫描实验。通过观察不同组分比的 SEM 照片，没有发现相分离现象，表明 PVA 与 PAM 可以实现任意比例的混溶，即二者具有较好的相容性。图 3-8 为 PVA、PAM 组分比为 1∶1 的 PVA/PAM 共混薄膜表面的 SEM 照片。

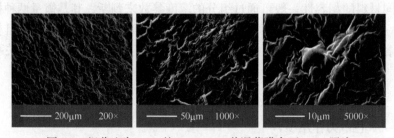

图 3-8　组分比为 1∶1 的 PVA/PAM 共混薄膜表面 SEM 照片

3.2.2.3　静态力学分析

复合材料的机械性能是生物复合材料最为重要的参数之一，不同组分比对

PVA/PAM 共混材料机械性能的影响是本章研究的重点。本章共混体系的力学性能可以通过计算体系的静态模型来获得。由弹性力学[20]可知，应力-应变关系满足广义胡克定律：

$$
\begin{bmatrix} \sigma_x \\ \sigma_y \\ \sigma_z \\ \tau_{yz} \\ \tau_{zx} \\ \tau_{xy} \end{bmatrix} = \begin{bmatrix} C_{11} & C_{12} & C_{13} & C_{14} & C_{15} & C_{16} \\ C_{21} & C_{22} & C_{23} & C_{24} & C_{25} & C_{26} \\ C_{31} & C_{32} & C_{33} & C_{34} & C_{35} & C_{36} \\ C_{41} & C_{42} & C_{43} & C_{44} & C_{45} & C_{46} \\ C_{51} & C_{52} & C_{53} & C_{54} & C_{55} & C_{56} \\ C_{61} & C_{62} & C_{63} & C_{64} & C_{65} & C_{66} \end{bmatrix} \begin{bmatrix} \varepsilon_x \\ \varepsilon_y \\ \varepsilon_z \\ \varepsilon_{yz} \\ \varepsilon_{zx} \\ \varepsilon_{xy} \end{bmatrix}
\tag{3-3}
$$

其中，C_{ij} 是 6×6 弹性系数矩阵中的 36 个元素。一般而言，材料的所有力学性能均可以通过它的弹性系数矩阵导出，因为弹性应变能的存在，$C_{ij} = C_{ji}$，所以只需要 21 个独立的弹性系数就能描述任意材料的应力-应变行为。

在原子水平计算中，静态模型可通过维里方程计算内应力张量 σ [21]：

$$
\sigma = -\frac{1}{V_0} \left[\sum_{i=1}^{N} m_i (V_i, V_i^{\mathrm{T}}) \right]
\tag{3-4}
$$

式中，

m_i —— 原子的质量；

V_i —— 原子的速度；

V_0 —— 无形变时的体积。

对体系施加应力，会使体系内粒子的相对位置发生改变。以平行六面体(如各边长分别为 l_1、l_2、l_3 的周期箱)为例，若以列向量 a_0、b_0、c_0 表示参比状态，以向量 a、b、c 表示形变状态，则应变张量可表示为

$$
\varepsilon = \frac{1}{2} \left[(h_0^{\mathrm{T}})^{-1} G h_0^{-1} - 1 \right]
\tag{3-5}
$$

式中，

h_0 —— 向量 a_0、b_0、c_0 组成的矩阵；

G —— 度量张量 $h^{\mathrm{T}}h$，其中 h 为向量 a、b、c 组成的矩阵。

通过对拉伸和剪切形变的线性部分斜率进行计算，可得到弹性系数矩阵，然而对于各向同性体材料，只存在 C_{11} 和 C_{12} 两个独立的弹性系数。为计算简便，令 $C_{12} = \lambda$，$C_{11} - C_{12} = 2\lambda$，$\lambda$ 与 μ 为体系的拉梅系数。对于各向同性材料，其模量(如杨氏模量 E、体积模量 K、剪切模量 G 及泊松比 γ)均可用拉梅系数进行表示，其表达式如下[22]：

$$E = \frac{\mu(3\lambda + 2\mu)}{\lambda + \mu}$$
$$K = \lambda + \frac{2}{3}\mu$$
$$G = \mu$$
$$\gamma = \frac{\lambda}{2(\lambda + \mu)}$$

(3-6)

其中拉梅系数 λ 和 μ 可以根据统计弹性力学的方法计算得到。

$$\lambda = \frac{1}{3}(C_{11} + C_{22} + C_{33}) - \frac{2}{3}(C_{44} + C_{55} + C_{66})$$

(3-7)

$$\mu = \frac{1}{3}(C_{44} + C_{55} + C_{66})$$

(3-8)

根据静态力学原理，对平衡体系的轨迹文件进行统计分析，可得到不同组分比 PAM/PVA 共混体系的相关力学性能[4]。表 3-3 为计算所得力学性能，图 3-9 为力学性能变化柱状图。

表 3-3　不同组分比 PAM/PVA 共混体系的力学性能

项目	不同组分比 PAM/PVA				
	4 : 0	3 : 1	2 : 2	1 : 3	0 : 4
C_{11}/GPa	5.77	10.89	12.51	11.19	15.99
C_{22}/GPa	6.08	11.61	20.07	17.50	14.23
C_{33}/GPa	4.56	10.09	12.17	14.49	14.95
C_{44}/GPa	2.39	7.44	4.07	2.27	2.23
C_{55}/GPa	2.76	4.63	3.74	3.36	3.64
C_{66}/GPa	2.12	3.90	4.15	3.09	4.02
C_{12}/GPa	4.27	9.67	7.89	6.86	7.89
C_{13}/GPa	3.55	8.47	9.91	8.67	7.16
C_{23}/GPa	3.58	8.28	8.73	8.11	10.25
C_{15}/GPa	0.84	−1.68	−0.14	−1.65	−0.27
C_{25}/GPa	0.32	−0.48	0.62	0.20	−0.62
C_{35}/GPa	−0.48	−5.34	−0.71	−1.14	0.12
C_{46}/GPa	−0.19	−1.12	−0.69	0.81	0.13
杨氏模量/GPa	4.28	6.50	7.97	8.59	9.22

续表

项目	不同组分比 PAM/PVA				
	4：0	3：1	2：2	1：3	0：4
体积模量/GPa	3.58	5.49	6.87	7.95	8.09
剪切模量/GPa	1.65	2.40	2.89	3.24	3.41
泊松比	0.29	0.32	0.31	0.32	0.31

由表 3-3 和图 3-9 可知, 随着共混体系中 PAM 含量的减少, 体系弹性系数和各项工程模量均呈上升趋势, 即 PVA 含量的增加可以显著改善 PAM 的力学性能。换言之, 共混材料抵抗变形的能力随着体系中 PVA 含量的增加而增强, 这与文献[23]的报道是一致的, 进一步说明了所建模型和计算方法的可靠性。因此, PVA 与 PAM 共混可以弥补 PAM 力学性能差的缺陷。

通常塑料的泊松比为 0.20～0.40, 而 PAM/PVA 共混体系的泊松比始终在 0.30 上下波动, 表明上述任意组分比 PAM/PVA 共混体系均具有塑料的某些性质。此外, 共混体系的柯西压($C_{12}-C_{44}$)也随着 PVA 含量的增加而增加, 表明 PVA 的加入可以改善材料的力学性能, 同时能提高材料的延展性。

为了验证上述模拟结果的可靠性, 通过电子万能实验机对不同组分比 PAM/PVA 共混薄膜材料进行了力学测试。测量温度为 20℃, 压头的拉伸速度为 10mm/min, 通过得到的应力-应变曲线计算不同组分比 PAM/PVA 共混薄膜材料的极限抗拉强度, 结果如图 3-10 所示。抗拉强度的计算结果表明共混薄膜的抗拉强度随着体系中 PVA 含量的增加而增加, 且纯 PVA 薄膜的抗拉强度最大。这一变化趋势与上述力学模拟结果是完全吻合的。

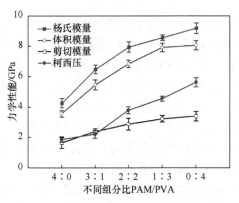

图 3-9　不同组分比 PAM/PVA 共混体系的
力学性能的变化

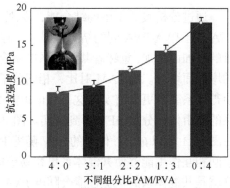

图 3-10　不同组分比 PAM/PVA 共混薄膜
材料的抗拉强度

3.2.2.4 结合能

共混体系中组分间的结合能大小能够反映组分间融合的能力，即组分间相互作用力的大小。一般将其定义为分子间相互作用能的负值，结合能越大，共混体系就越稳定。结合能的表达式如下所示：

$$E_{bind} = -E_{inter} = -(E_{total} - E_1 - E_2) \tag{3-9}$$

式中，

E_{total} —— 共混体系的总能量；

E_1 —— 组分 1 的能量；

E_2 —— 组分 2 的能量。

为了研究共混体系中单组分对体系相互作用强弱的影响，选择 PVA 含量分别为 0%、50%、100%的 3 个体系(4PAM/0PVA、2PAM/2PVA 和 0PAM/4PVA)进行结合能的计算。对于 PVA 含量为 0%的体系，组分 1 表示 2 条 PAM 分子链，组分 2 表示另外 2 条 PAM 分子链；对于 PVA 含量为 50%共混体系，组分 1 表示 2 条 PAM 分子链，组分 2 表示 2 条 PVA 分子链；对于 PVA 含量为 100%的体系，组分 1 表示 2 条 PVA 分子链，组分 2 表示另外 2 条 PVA 分子链[4]。不同组分比共混体系结合能计算结果如表 3-4 所示。

表 3-4　不同组分比共混体系的结合能 (kcal/mol)

共混体系	PAM 含量	E_{total}	E_1	E_2	E_{bind}
4PAM/0PVA	100%	−4859.53	−2183.52	−2203.51	472.50
2PAM/2PVA	50%	−4635.35	−2203.63	−1889.19	542.55
0PAM/4PVA	0%	−4337.22	−1796.28	−1801.99	738.95

通过分析表 3-4 中的结合能，发现 PAM-PAM 间的结合能要明显小于 PAM-PVA，且 PVA-PVA 间的结合能最大。也就是说组分间的结合能随着体系 PVA 含量的增加而增加，意味着共混体系中聚合物分子间的相互作用力会随着 PVA 含量的增加而增加。与 PAM 对比，相同分子量的 PVA 具有更强的相互作用存在，这使得体系变得更为密实。这一结论也能够通过计算不同组分比 PAM/PVA 共混体系的自由体积分数(FFV)得到证实。图 3-11 为与图 3-6 对应的自由体积示意图。由图 3-11 可以看出，体系的 FFV 随着 PVA 含量的增加而下降。因此，较强的分子间相互作用能够使共混体系更容易形成网络结构，并且具有更强的机械性能，这就是共混体系的机械性能会随着 PVA 含量的增加而变得更好的原因。然而，这与共混体系的密度结果不相符。分析认为产生这一现象的主要原因是，与 PVA 分子链相比 PAM 分子链内部的官能团具有更强的分子内相互作用存在。

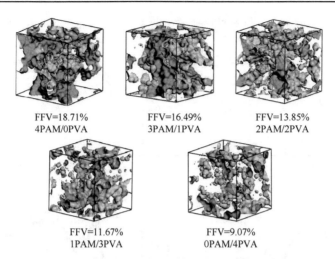

FFV=18.71%　　　　FFV=16.49%　　　　FFV=13.85%
4PAM/0PVA　　　　3PAM/1PVA　　　　2PAM/2PVA

FFV=11.67%　　　　FFV=9.07%
1PAM/3PVA　　　　0PAM/4PVA

图 3-11　不同组分比共混体系的自由体积示意图
深色区域代表自由体积，浅色区域代表聚合物材料占据的体积

3.2.3　组分间的相互作用机理

为了进一步阐述共混体系中单组分间相互作用机理及本质，本章对共混体系中不同官能团进行了对相关函数(pair correlation function，PCF)分析。对相关函数 $g(r)$ 表示在某一指定参考原子 A 距离为 r 的范围内，另一原子 B 出现的概率。其表达式如下：

$$g_{A\text{-}B}(r) = \left(\frac{n_B}{4\pi r^2 dr}\right)\bigg/\left(\frac{N_B}{V}\right) \tag{3-10}$$

式中，

n_B —— 距离 A 原子半径为 r 的范围内出现 B 原子的数目；

N_B —— 整个系统中 B 原子的总数；

V —— 整个系统的体积。

为了揭示共混体系中不同组分间的相互作用机理，本节选取 2PVA/2PAM 共混体系的平衡结构进行对相关函数分析。为了区分体系中不同的官能团原子，对共混体系中的各类极性原子分别进行了标记。对于 PAM 分子链，原子类型主要包括主链 C、羰基(—C=O)O、羰基(—C=O)C、酰胺基(—NH$_2$)N、与主链 C 直接相连的 H 以及酰胺基 H，分别将极性原子及氢原子进行标记，即依次将羰基(—C=O)O、酰胺基(—NH$_2$)N、与主链 C 直接相连的 H 以及酰胺基 H 标记为 O$_{(—C=O)}$、N$_{(—NH_2)}$、H$_{PAM}$、H$_{(—NH_2)}$。同样，用 O$_{(—OH)}$、H$_{PVA}$、H$_{(—OH)}$ 分别表示 PVA 分子链中的羟基(—OH)O、与主链 C 直接相连的 H 以及羟基 H[4]。为了阐述体系中 PVA 与 PAM 组分间的相互作用机理，分别对体系中的三类极性官能团与周围氢原子间的对相关函数 $g(r)$ 进行了分析，如图 3-12～图 3-14 所示。

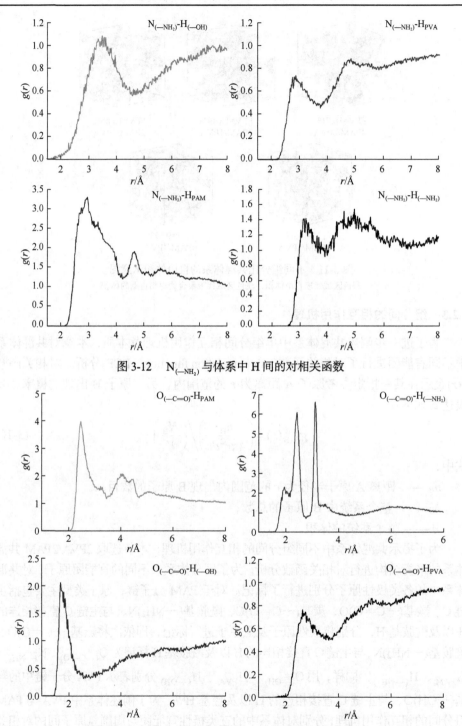

图 3-12   N$_{(-NH_2)}$ 与体系中 H 间的对相关函数

图 3-13   O$_{(-C=O)}$ 与体系中 H 间的对相关函数

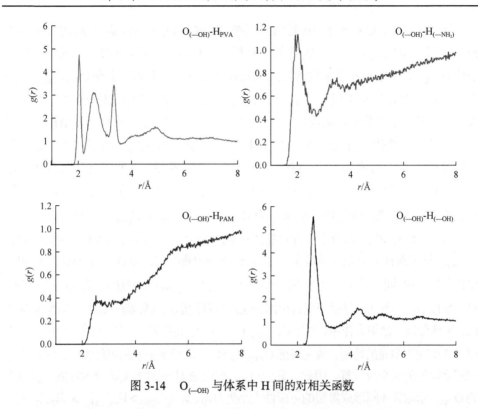

图 3-14　$O_{(—OH)}$ 与体系中 H 间的对相关函数

　　分子间相互作用一般包括化学键作用、氢键作用和范德华力作用。对相关函数在 r =3.5Å 以内出现峰值表示形成了化学键、氢键，而峰值出现在 r =3.5Å 以外，则表示是库仑力与范德华力作用[4,24]。图 3-12 为 PAM 分子链中酰胺基(—NH_2)中的 N 与体系 H 间的对相关函数，从图中可以看出 $N_{(—NH_2)}$ 与 PVA 中的不同 H($H_{(—OH)}$、H_{PVA})间的对相关函数第一峰值分别出现在 r =3.4Å 和 r =2.7Å 附近，表明 PAM 中的 $N_{(—NH_2)}$ 与 PVA 中的 H 主要是以氢键缔合的形式发生相互作用；对于 $N_{(—NH_2)}$ 与 H_{PVA} 的对相关函数，分别在 r =2.7Å 和 r =4.8Å 附近出现峰值，且 r =4.8Å 附近的峰值较大，表明二者之间大部分是以范德华力的形式发生相互作用，仅有一小部分是形成了氢键作用。$N_{(—NH_2)}$ 与 PAM 中 H (H_{PAM}、$H_{(—NH_2)}$)间对相关函数的最高峰值都位于 r =3.5Å 范围以内，表明 $N_{(—NH_2)}$ 与 PAM 分子链中的 H 主要以氢键的形式发生相互作用。此外，在 r =3.5Å 的范围以外也存在峰值，说明其间还存在一定的范德华力作用。峰值的大小可以反映二者间出现该种相互作用的可能性大小，峰值越大，可能性就越大，通过比较 $N_{(—NH_2)}$ 与其周围不同 H 间对相关函数最高峰值的大小，可以判断得到它们之间形成氢键作用的可能性(易难)关系为 $H_{PAM} > N_{(—NH_2)} > H_{(—OH)} > H_{PVA}$[4]。

图 3-13 为 PAM 组分中极性官能团羰基(—C=O)O 与体系 H 间的对相关函数，由图可知 $O_{(-C=O)}$ 与体系 H 间的对相关函数在 r =3.5Å 以内均出现了峰值，表明 $O_{(-C=O)}$ 主要以形成氢键的形式与周围 H 发生相互作用，但是 $O_{(-C=O)}$-H_{PVA} 的对相关函数峰值却不明显，表明 H_{PVA} 中只有小部分是以氢键的形式与羰基 O 发生相互作用，大部分是范德华力作用。在 $O_{(-C=O)}$-$H_{(-NH_2)}$ 的对相关函数上出现了 2 个明显的峰值，分别位于 r =2.2Å 和 3.5Å 附近，导致这一结果的主要原因是酰胺基团(—NH$_2$)中的 2 个 H 均能与 $O_{(-C=O)}$ 形成氢键，且所成的氢键有强弱之分。同样，通过比较 $O_{(-C=O)}$ 与体系中 H 间对相关函数的峰值大小，可以判断得到它们间形成氢键可能性(易难)关系为 $H_{(-NH_2)}$ > H_{PAM} > $H_{(-OH)}$ > H_{PVA}[4]。

图 3-14 为 PVA 组分中极性官能团羟基(—OH)O 与周围 H 间的对相关函数，$O_{(-OH)}$ 与周围 H 的对相关函数在 r =3.5Å 以内均出现峰值，即 $O_{(-OH)}$ 与周围 H 间主要也是以氢键的形式发生相互作用，然而 $O_{(-OH)}$ 与 H_{PAM} 间函数的峰值较小且不够明显，所以 H_{PAM} 类型的氢原子只有少部分能以氢键的形式与羟基(—OH)O 发生相互作用，大部分是范德华力作用。对于 $O_{(-OH)}$-H_{PVA} 的对相关函数，在 r =3.5Å 以内先后出现了 3 个较为明显的峰值，故在考虑 O_{PVA} 与 H_{PVA} 间形成氢键的可能性时，应综合考虑三处峰值的大小及位置。因此，分析 O_{PVA} 与周围 H 间对相关函数的峰值，能够得到 O_{PVA} 与周围 H 间形成氢键的可能性大小为 H_{PVA} > $H_{(-OH)}$ > $H_{(-NH_2)}$ > H_{PAM}[4]。

综上所述，PVA/PAM 共混体系中的三类极性官能团都能与周围氢原子发生氢键作用，这一结论与图 3-15 共混体系的氢键计算结果是一致的。此外，相对于其

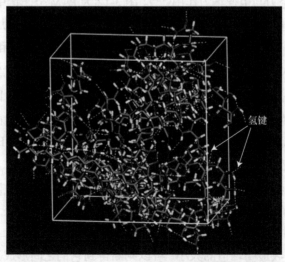

图 3-15　2PVA/2PAM 共混体系平衡结构的氢键网络示意图

他分子链中的氢原子，聚合物分子链中的极性官能团更容易与自身的氢原子形成氢键。最后，结合图 3-12～图 3-14 中的 PCF 分析结果和图 3-16 各体系氢键键能的计算结果(使用 Dreiding 力场计算氢键键能)，不难得出体系中三类极性官能团原子与周围氢原子形成氢键的难易关系为 $O_{(—OH)} > O_{(—C=O)} > N_{(—NH_2)}$，这与三种官能团的极性强弱关系完全一致。因此，体系中形成氢键的数目会随着共混体系中 PVA 含量的增加而增加，这也是体系中分子间相互作用和机械性能随着 PVA 含量增加而变强的原因。

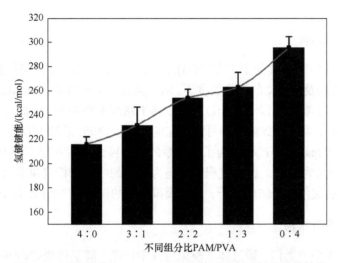

图 3-16　不同组分比 PAM/PVA 共混体系的氢键键能计算结果

3.3　PVA/PAM 共混水凝胶体系的分子动力学

3.3.1　模型的构建及模拟细节

3.3.1.1　模型的构建

由于本节研究的是 PVA/PAM 共混水凝胶材料，所建立的分子模型中引入了大量的水分子，这无疑加重了计算负担，因此本节基于 3.2 节计算模型的设计思路。为了计算不失真，又不使计算量过大，PVA、PAM 分子链所含单体的数目分别设置为 25、40，且各分子链的端基碳原子分别加氢以达到饱和。此外，为了研究水凝胶中含水量对水凝胶基本性能的影响，所构建的无定型晶胞含水量分别为 0%、20%、40%、60%、80%，且每个无定型晶胞中均只含 2 条聚合物高分子链。所建模型的具体参数如表 3-5 所示。

表 3-5　无定型晶胞模型参数

项目	含水量				
	0%	20%	40%	60%	80%
初始密度/(g/m³)	1.12	1.08	1.04	1.03	1.02
晶胞边长/Å	23.10 ± 0.04	23.78 ± 0.06	26.45 ± 0.06	31.06 ± 0.07	38.62 ± 0.08
水分子数目	0	99	262	590	1575
体系原子总数	1068	1365	1854	2838	4725

3.3.1.2　模拟细节

初始模型首先通过分子力学(MM)能量最小化方法进行几何优化，然后在 COMPASS 力场及 298 K 的模拟温度下，对几何优化后的体系进行 MD 模拟计算，其中 MD 模拟主要包含以下三个过程：①NVT 系综 MD 模拟，模拟时间为 100ps。这一过程主要是为了释放体系中可能存在的的张力。②NPT 系综 MD 模拟(P=1bar)，模拟时间为 300ps。这一过程是为了使体系的密度接近真实密度。③NVT 系综 MD 模拟，模拟时间为 80ps。这一过程主要是为后面的结果分析提供平衡构象。将最后 30ps 的轨迹文件用于结果分析，其余模拟参数的设置与 3.2.1.2 小节保持一致。

3.3.1.3　平衡结构

与 3.2.1.3 小节类似，通过体系模拟过程中温度、能量随模拟时间的变化来判断体系是否达到平衡。即当温度、能量控制在 5%～10% 的范围，则认为体系已达到平衡。图 3-17 为不同含水量 2PVA/2PAM 互穿网络水凝胶的平衡结构。

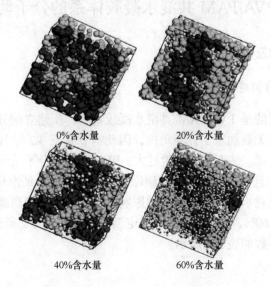

0%含水量　　　　　20%含水量

40%含水量　　　　　60%含水量

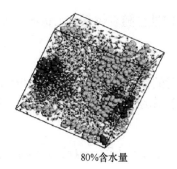

80%含水量

图 3-17　不同含水量 2PVA/2PAM 互穿网络水凝胶的平衡结构

图中高分子材料采用大球堆积模型，水分子采用球棍-模型表示

3.3.2　含水量对体系性质的影响

3.3.2.1　内聚能密度

内聚能(cohesive energy)是指 1mol 凝聚态变为气态过程中克服分子间相互作用力所需要的能量。内聚能密度(cohesive energy density，CED)是指单位体积的内聚能，和溶度参数类似，其大小可以反映物质分子间相互作用力的大小[4]。其表达式如下：

$$CED = \frac{E_{coh}}{V} \tag{3-11}$$

式中，

E_{coh} —— 内聚能；

V —— 物质的量混合体积。

为了研究含水量、温度对水凝胶体系内聚能密度的影响，本节对所构建的共混水凝胶平衡体系内聚能密度进行了计算，计算结果如表 3-6 所示。

表 3-6　不同含水量 PVA/PAM 水凝胶在 298K 下的内聚能密度　(kJ/cm³)

项目	含水量				
	0%	20%	40%	60%	80%
内聚能密度	0.339	0.840	1.251	1.642	2.002

表 3-6 中的计算结果表明，水凝胶体系的内聚能密度会随着体系含水量的增加而增加，产生这一现象的根本原因是体系含水量的增加会导致单位体内分子数目的增加，继而使体系单位体积内氢键作用及范德华力作用的总量增加，最终体系内聚能密度增加。由于内聚能密度的大小可以反映出物质的稳定性，因此

PVA/PAM 水凝胶体系的稳定性会随着体系含水量的增加而得到加强。

3.3.2.2 结合能

由 3.2.2.4 小节中结合能的概念，本节计算 PVA/PAM 水凝胶中不同组分的相互作用能时把 PVA 分子链当作组分 1，把 PAM 和 H_2O 作为整体当作组分 2，结合能的计算可表示为

$$E_{bind} = -E_{inter} = -[E_{total} - (E_{PVA} + E_{PAM+H_2O})] \qquad (3-12)$$

式中，

　　E_{total} —— PVA/PAM 水凝胶体系总能量；

　　E_{PAM+H_2O} —— PAM+H_2O 的能量；

　　E_{PVA} —— 体系中 PVA 的能量。

水凝胶体系中 PVA 与 PAM+H_2O 产生分子间相互作用的强弱可以通过结合能的大小来反映，结合能越大，所产生的分子间相互作用就越大[25]。

结合能由晶格限制能和非键能组成，其中非键能占主要部分。表 3-7 中的计算结果显示，体系组分间的结合能随含水量的增加而增加，这是因为体系中含水量的增加使体系产生了更多的分子间相互作用。这一结论与体系中内聚能密度的变化规律是完全一致的，也与事实相符，从侧面说明了计算结果的可靠性。

表 3-7　不同含水量 PVA/PAM 水凝胶的结合能　　(kcal/mol)

项目	含水量				
	0%	20%	40%	60%	80%
E_{total}	−3467.8	−4301.5	−5617.7	−8547.8	−17510.0
E_{PAM+H_2O}	−1878.7	−2651.1	−3870.1	−6661.7	−15398.1
E_{PVA}	−1502.2	−1502.2	−1502.2	−1502.2	−1502.2
E_{bind}	86.9	148.2	245.4	383.9	609.7

3.3.2.3 力学性能

根据静态力学原理，对平衡体系的轨迹文件进行统计分析，可得到不同含水量 PAM/PVA 水凝胶的力学性能，具体结果如表 3-8 所示[25]。

表 3-8　不同含水量 PVA/PAM 水凝胶在 298K 温度下的力学性能

项目	含水量				
	0%	20%	40%	60%	80%
C_{11}/GPa	13.13	7.97	6.87	6.08	3.59
C_{22}/GPa	11.56	8.91	7.32	6.39	3.62
C_{33}/GPa	8.24	9.15	8.29	6.19	3.77
C_{44}/GPa	2.63	2.42	2.13	2.02	1.23
C_{55}/GPa	4.15	2.26	2.03	2.06	1.29
C_{66}/GPa	3.19	2.36	2.21	2.11	1.26
C_{12}/GPa	4.96	3.64	2.96	2.69	1.67
C_{13}/GPa	5.22	3.30	3.04	2.01	1.62
C_{23}/GPa	5.02	3.96	3.32	2.68	1.64
C_{15}/GPa	0.38	−0.33	−0.29	−0.13	−0.08
C_{25}/GPa	−0.19	−0.23	−0.30	0.20	0.02
C_{35}/GPa	0.14	−0.55	0.08	−0.18	0.02
C_{46}/GPa	−0.65	−0.06	−0.05	−0.05	0.11
杨氏模量/GPa	7.78	6.53	5.67	4.98	3.32
泊松比	0.32	0.31	0.31	0.29	0.30
体积模量/GPa	7.04	5.31	4.57	3.61	2.26
剪切模量/GPa	2.95	2.52	2.19	1.96	1.32
$(C_{12}-C_{44})$/GPa	2.33	1.22	0.83	0.67	0.44

表 3-8 中的数据表明，随着体系中含水量的增加，PVA/PAM 水凝胶的弹性系数、各项工程模量均下降，且弹性系数 C_{11}、C_{22}、C_{33}、C_{12}、C_{13}、C_{23} 以及 C_{44}、C_{55}、C_{66} 等分别随含水量的增加彼此更为接近，说明随着 PVA/PAM 水凝胶体系含水量的增加，体系的力学性能逐渐下降，但各向同性特性逐渐增强。此外，含水量的增加会降低体系的柯西压，说明体系的延展性会随含水量的增加而变差[25]。

3.3.3　水分子在共混水凝胶体系中的分布及作用机理

尽管体系结合能的大小能够在一定程度上反映体系内部组分间的相互作用大小，但无法反映共混体系中水分子的分布及与体系高分子组分间的作用本质。因此，为了来探索共混体系中水分子与其他组分间的作用机理，本节对 PVA/PAM 共混体系中各组分与水分子间的对相关函数进行了分析。

研究表明水分子在水凝胶体系中与其他组分间主要是以氢键的形式形成相互作用，所以本节只对可能与水分子发生氢键作用的原子进行分析。PVA 分子链中存在极性较强的羟基(—OH)O，PAM 分子链存在羰基(—C═O)O，还有与羰基相连的 N。此外，水分子还可能与周围其他水分子形成氢键。为了对体系中不同极性原子进行区分，依次将前面提到的原子标记为 O_{PVA}、O_{PAM}、N_{PAM}、O_{water}，如图 3-18 所示。图 3-19 为 H_2O 中 O 与周围原子间的对相关函数示意图。

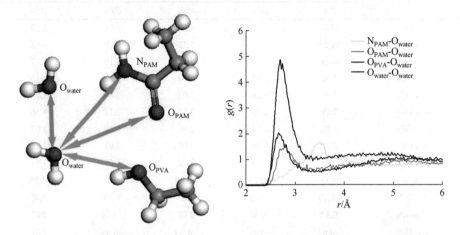

图 3-18　对相关函数的原子标记　　　图 3-19　水凝胶体系 H_2O 中 O 与其他原子
　　　　　示意图　　　　　　　　　　　　　　间的对相关函数

分析图 3-19 可知，体系中水分子与 PAM、PVA 分子链中的三种极性原子间的对相关函数在 r =3.5Å 以内均存在最高峰值，表明体系中水分子与 PVA、PAM 中的羟基(—OH)O、PAM 中的羰基(—C=O)O 和与羰基相连的 N 主要是以氢键的形式发生相互作用，这与前人得到的结论是完全一致的。比较对相关函数的峰值大小及分布范围可以判断水分子与体系中极性原子发生氢键作用的强弱关系为 O_{PVA} > O_{PAM} > N_{PAM}。此外，由 3.2.2.5 小节可知，对相关函数峰值的大小也可以反映分子或原子间成键的可能性(难易)，所以由上述对相关函数分析结果可知 PVA/PAM 共混水凝胶体系中水分子与不同组分中的极性原子间发生氢键作用的难易关系为 O_{water} > O_{PVA} > O_{PAM} > N_{PAM}，这与强弱关系分析是一致的。

为了从分子间相互作用的层面揭示体系中含水量对共混水凝胶中水分子分布的影响，本节对上述存在较强相互作用的原子对相关函数进行了分析。图 3-20 为不同含水量水凝胶体系中水分子中 O 与 PVA 分子链中的羟基(—OH)O、PAM 分子链中的羰基(—C=O)O 以及其他水分子中 O 之间的对相关函数。

对比图 3-20 中的对相关函数，不难发现，水凝胶体系中的含水量在一定程度上影响了对相关函数的峰值，即峰值随着体系含水量的增加而变大。产生这一现象的主要原因是含水量的增加会使高分子周围的水分子数目增加，从而增加了极性原子与水分子的接触概率，形成了充分接触。此外，观察图 3-20(c)体系中水分子中 O 与周围其他水分子中 O 间的对相关函数，很容易发现函数的最高峰值均分布在 r =2.76Å 附近，这与 Lee 等[26]、Jang 等[27-28]的研究结果一致。

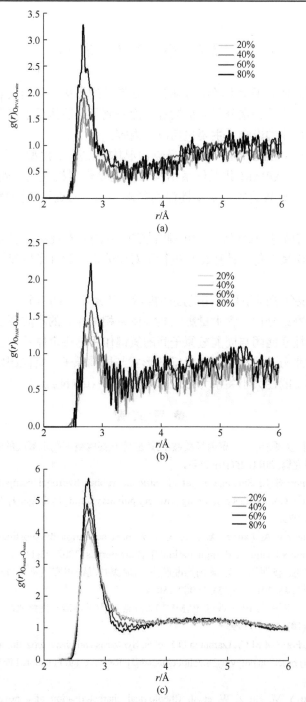

图 3-20　不同含水量水凝胶体系中不同氧原子间的对相关函数

(a) O_{PVA}-O_{water}；(b) O_{PAM}-O_{water}；(c) O_{water}-O_{water}

3.4　本章小结

本章采用微观分子动力学结合部分宏观实验的方法，分别从溶度参数、力学性能、自由体积分数、水分子的扩散等方面研究了共混体系中聚合物组分比、含水量等对体系性能的影响。主要包括以下内容：

(1) 构建了 PVA/PAM 及其水凝胶共混体系的分子模型，研究了不同组分比、含水量对 PVA/PAM 共混体系结构、性能及作用机理的影响，得到了体系组分比、含水量对共混体系基本性能的影响规律，明确了不同物理量间的量化关系。

(2) 结合扫描电子显微镜、力学测试实验方法从宏观层面表征了共混材料的部分性质，并将其与仿真计算结果进行了对比分析，验证了所建模型和方法的有效性。

(3) 从微观分子间相互作用的层面揭示了体系中不同组分间的作用机理，分别分析了聚合物组分比、含水量影响共混体系相关性质的本质原因。结果表明，聚合物分子极性官能团与周围氢原子间的氢键作用是决定体系力学性能的根本原因[25]。体系中水分子主要是通过氢键的形式与周围原子、官能团发生相互作用，且形成氢键的可能性大小关系为 $O_{water} > O_{PVA} > O_{PAM} > N_{PAM}$。

参　考　文　献

[1] 冷晴, 林建明, 吴季怀, 等. 聚丙烯酰胺/丙烯酸钾互穿网络多孔水凝胶的制备和性能[J]. 材料导报 B: 研究篇, 2011, 25(10): 28-31.

[2] Hronp P, Echtov S L, Smetana K, et al. Silicone rubber hydrogel composites as polymeric biomaterials(Ⅵ): Composites containing powdery polyacrylamide hydrogel[J]. Biomaterials, 1997, 18(15): 1069-1073.

[3] Labarre D, Laurent A, Lautier A, et al. Complement activation by substituted polyacrylamide hydrogels for embolisation and implantation[J]. Biomaterials, 2002, 23(11): 2319-2327.

[4] 魏庆华, 汪焰恩, 杨明明, 等. 聚丙烯酰胺/聚乙烯醇共混物相容性及其力学性能的微观理论研究[J]. 功能材料, 2015, 46(15): 15069-15074.

[5] 田帅, 单国荣, 王露一. PVA 改性 PAMPS-PAM 超高力学性能双网络水凝胶的制备[J]. 高分子学报, 2010(10): 1175-1179.

[6] Rodrigues I R, Forte M M C, Azambuja D S, et al. Synthesis and characterization of hybrid polymeric networks(HPN) based on polyvinyl alcohol/chitosan[J]. Reactive and Functional Polymers, 2007, 67(8): 708-715.

[7] Tang Y F, Du Y M, Hu X W, et al. Rheological characterisation of a novel thermo sensitive chitosan/poly(vinyl alcohol)blend hydrogel[J]. Carbohydrate Polymers, 2007, 67(4): 491-499.

[8] Xiao C M, Yang M L. Controlled preparation of physical cross-linked starch-g-PVA hydrogel[J]. Carbohydrate Polymers, 2006, 64(1): 37-40.

[9] Kjoniksen A L, Nystrom B. Effect s of polymer concentration and cross-linking density on rheology of chemically cross-linked poly(vinyl alcohol)near the gelation threshold[J]. Macromolecules, 1996, 29(15): 5215-5222.

[10] Yang J Q, Gong X D, Wang G X. Compatibility and mechanical properties of BAMO-AMMO/DIANP composites: A molecular dynamics simulation[J]. Computational Materials Science, 2015, 102: 1-6.

[11] Materials Studio Version 5.5[Z]. Accelrys Inc., San Diego, CA, 2010.

[12] Schildknecht C. Vinyl and Related Polymers[M]. New York: John Wiley & Sons, 1952.

[13] Dong S J, Yan J T, Xu N, et al. Molecular dynamics simulation on surface modification of carbon black with polyvinyl alcohol[J]. Surface Science, 2011, 605(9): 868-874.

[14] Lee J N, Park C, Whitesides G M. Solvent compatibility of poly(dimethylsiloxane)-based microfluidic devices[J]. Anaytical Chemistry, 2003, 75(23): 6544-6554.

[15] Mason J A, Sperling L H. Polymer Blends and Composites[M]. New York: New York Plenum Press, 2003.

[16] Fu Y, Liao L, Yang L, et al. Molecular dynamics and dissipative particle dynamics simulations for prediction of miscibility in polyethylene terephthalate/polylactide blends[J]. Molecular Simulation, 2013, 39(5): 415-422.

[17] 方征平, 宋义虎, 沈烈. 高分子物理[M]. 杭州: 浙江大学出版社, 2005.

[18] Brandrup J, Immergut E H, Grulke E A. Polymer Handbook[M]. New York: John Wiley & Sons, 1999.

[19] Schneier B. Polymer compatibility[J]. Journal of Applied Polymer Science, 1973, 17(10): 3175-3176.

[20] 吴家龙. 弹性力学[M]. 上海: 同济大学出版社, 1993.

[21] Swenson R J. Comments on virial theorems for bounded systems[J]. American Journal Physics, 1983, 51(10): 940-942.

[22] Watt J P, Davies G F, O'Connell R J. The elastic properties of composite materials[J]. Reviews of Geophysics, 1976, 14(4): 541-563.

[23] Wei Q H, Wang Y E, Yang M M, et al. Study the effects of water content and temperature on Polyacrylamide/Polyvinyl alcohol interpenetrating network hydrogel performance by molecular dynamics method[J]. e-Polymers, 2015, 15(5): 301-309.

[24] Liang L, Ruckenstein E. Polyvinyl alcohol-polyacrylamide interpenetrating polymer network membranes and their pervaporation characteristics for ethanol-water mixtures[J]. Journal of Membrane Science, 1995, 106(1-2): 167-182.

[25] 魏庆华, 汪焰恩, 杨明明, 等. 含水量对 PAM/PVA 互传网络水凝胶性能的影响[J]. 计算物理, 2015, 32(5): 572-578.

[26] Lee S G, Brunello G F, Jang S S, et al. Molecular dynamics simulation study of P (VP-co-HEMA) hydrogels: Effect of water content on equilibrium structures and mechanical properties[J]. Biomaterials, 2005, 30(30): 6130-6141.

[27] Jang S S, Lin S T, Cagin T, et al. Nanophase segregation and water dynamics in the dendrion diblock copolymer formed from the Frechet polyaryl ethereal dendrimer and linear PTFE[J]. Journal of Physical Chemistry B, 2005, 109(20): 10154-10167.

[28] Jang S S, Molinero V, Cagin T, et al. Nanophase-segregation and transport in Nafion 117 from molecular dynamics simulations: Effect of monomeric sequence[J]. Journal of Physical Chemistry B, 2004, 108(10): 3149-3157.

第4章 水分子在 PVA/PAM 共混体系中的扩散机理

4.1 引 言

可降解生物软骨支架在植入人体后的前期，不仅起着替代软骨组织部分功能的作用，还为软骨细胞的新陈代谢提供一个三维生长的微环境，使细胞间形成适宜的空间分布和细胞联系，构成人工模拟的类细胞外基质作用，促进细胞在类自然环境下生长、爬行、分化等[1]。作为软骨支架的基体材料，不仅需要为细胞提供新陈代谢所需的三维空间，还必须保障细胞新陈代谢所需的营养物质及代谢废物的畅通运输。此阶段营养物质和代谢废物的运输主要是通过基体材料的内部微观孔道结构进行，这一过程也就是通常所指的渗透作用。对于聚合物体系，物质的扩散特性可以在一定程度上很好地反映基体材料的渗透性能。因此，营养物质在基体材料中的扩散特性是生物可降解材料的一项极其重要的参数，决定着基体材料中细胞能否进行正常的新陈代谢活动及信号传递。高分子体系中某一物质的扩散能力可以通过该物质的扩散系数来表征，而扩散能力指的是物质在介质体系中扩散的快慢，是体系的一种物质传递性质。扩散是物质的一种微观行为，通过传统的实验手段研究和获取具有一定的难度，而随着计算机技术的发展，分子动力学模拟方法已被成熟应用于小分子在介质中扩散行为和机理的研究[2-4]，其可靠性得到了证实。对于细胞，水是参与其新陈代谢最为基本的小分子物质，其在支架基体材料内部的运输主要是通过扩散特性来实现。

本章以水分子为研究对象，结合实验和分子动力学模拟的方法研究了水分子在 PVA/PAM 基体材料中的扩散行为，从微观原子的层面分析了影响水分子扩散现象的本质原因，揭示了水分子在 PVA/PAM 共混体系中的扩散机理。此外，从三维视觉的层面模拟了水分子在 PVA/PAM 共混体系中的扩散轨迹，从而弥补了传统实验的不足，对小分子扩散行为的认识更为直观。

4.2 模拟方法及实验

4.2.1 材料

本章实验所采用的生物医学高分子材料为 PVA(型号：17-99；分子量：80000)、PAM(分析纯；分子量：200000)。

4.2.2　模型的构建

本章 PVA 与 PAM 两种聚合物分子链重复单元数的选取与 3.2.2.1 小节保持一致，分别为 50 和 31。同样考虑到计算机资源的限制，本章所有模拟体系所包含的原子总数控制在 1400 左右。基于每条 PVA 与 PAM 所含原子的数目，本章所设计每个无定型模拟晶胞均包含 4 条聚合物分子链和 10 个水分子。此外为了考察共混体系不同组分比对水分子扩散行为的影响，本章设计的 5 个计算模型中 PVA 与 PAM 分子链的数量比分别为 4∶0、3∶1、2∶2、1∶3、0∶4。其中，聚合物分子链和水分子共混模型可通过 Amorphous Cell 功能模块进行构建，且所构建的模型初始密度为 0.6g/cm³，目的是确保体系中高分子链有足够的运动空间，从而避免分子链的相互缠绕和刺穿。含有水分子的 PVA/PAM 共混体系的详细构建过程如图 4-1 所示。表 4-1 为 298K 温度下每个计算模型包含的组分含量、密度及尺寸信息。表中 system 1(4PVA, 10H₂O) 的密度为 1.238g/cm³，与纯 PVA 密度 1.269g/cm³ [5]非常接近，此外 system 5(4PAM, 10H₂O) 的密度也与纯 PAM 密度 1.32g/cm³ [6]非常接近，说明所构建的计算模型与真实物质的密度接近，证明构建模型的合理性与可靠性。

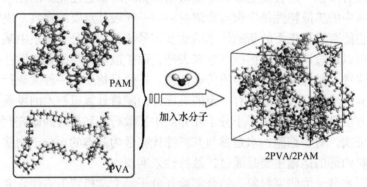

图 4-1　计算模型的构建过程示意图

每一个晶胞中含有 4 条分子链和 10 个水分子，其初始密度为 0.6g/cm³

表 4-1　模拟体系的详细参数

体系	晶胞组分	各组分含量/%			晶胞密度/(g/cm³)	晶胞边长/Å
		PVA	H₂O	PAM		
system 1	4PVA, 10H₂O	98	2	0	1.238	23.631
system 2	3PVA, 1PAM, 10H₂O	73.5	2	24.5	1.270	23.305
system 3	2PVA, 2PAM, 10H₂O	49	2	49	1.282	23.025
system 4	1PVA, 3PAM, 10H₂O	24.5	2	73.5	1.294	22.812
system 5	4PAM, 10H₂O	0	2	98	1.306	22.560

4.2.3　模拟细节和平衡模型

对于构建的 PVA、PAM 分子链，在构建晶胞之前，均使用 Smart Minimizer 算法优化分子链结构，直至分子链势能变化率的均方根控制在最小收敛能量 $1×10^{-4}$kcal/mol 以内。上述所构建的分子链通过能量最小化后，在 NVT 系综下进行退火处理，温度从 300K 升到 500K，再从 500K 降到 300K，温度梯度设置为 50K，每个温度下进行 10ps 的 MD 计算，如此循环 5 次，直至分子链的能量不再改变。该过程采用 Andersen 法进行温度控制。退火处理后，采用分子力学(MM)法进行结构优化，该过程同样重复几次，直到能量不变。该过程主要是为无定型晶胞的构建提供一个合理的分子链模型，确保无定型晶胞的合理构建。

对于无定型晶胞而言，首先必须对初始模型进行能量最小化处理，从而去除体系中不合理的分子间相互作用，使其达到能量最低构象，这一过程和分子链的能量最小化过程类似。之后，对能量最小化处理后的无定型晶胞进行 MD 模拟计算，其中 MD 模拟过程具体包括以下三个步骤。

(1) NVT-MD 模拟。本章所有无定型晶胞模型都先在 NVT 系综(T = 298K)下进行 100ps 的 MD 计算，使得所构建的模型充分释放可能存在的张力。

(2) NPT-MD 模拟。在 NPT 系综(P = 1bar, T = 298K)下进行一定时间的 MD 计算，压力设置为 0.3GPa，计算过程中允许晶胞的形状和大小发生改变，从而使模型达到真实的密度，这一过程可在体系密度达到恒定时停止，此处的模拟时间为 200ps。图 4-2 为 system 1 在该计算过程中的密度随模拟时间的变化，体系的密度从初始 0.6g/cm³ 变化至 1.306g/cm³ 保持不变，最终晶胞相对初始晶胞明显变小。

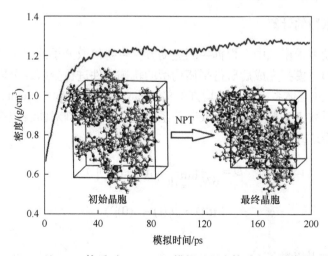

图 4-2　system 1(纯 PAM 体系)在 NPT-MD 模拟过程中体系密度随模拟时间的变化

(3) 将上一步计算后的模型在 NVT 系综($T = 298$K)下进行 100ps 的分子动力学计算，为后期结果分析做好准备。将最后的 60ps 轨迹文件用于结果分析。本章所有共混体系的 MD 模拟过程均是在 COMPASS 力场及 298K 温度下进行的，且其余模拟参数的设置与 3.2.1.2 小节保持一致。图 4-3 为不同组分比 PVA/PAM/H_2O 共混体系的平衡构型，每个模型中均包含 10 个水分子，其晶胞模型的最终密度和尺寸见表 4-1。

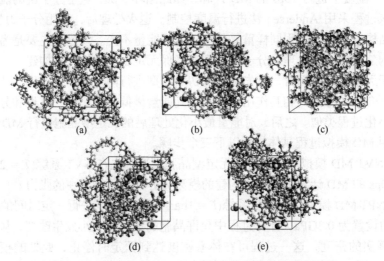

(a)　　　　　　　　(b)　　　　　　　　(c)

(d)　　　　　　　　(e)

图 4-3　不同组分比 PVA/PAM/H_2O 共混体系的平衡构型

(a) system 1：包含 4 条 PVA 分子链和 10 个水分子；(b) system 2：包含 3 条 PVA 分子链，1 条 PAM 分子链和 10 个水分子；(c) system 3：包含 2 条 PVA 分子链，2 条 PAM 分子链和 10 个水分子；(d) system 4：包含 1 条 PVA 分子链，3 条 PAM 分子链和 10 个水分子；(e) system 5：包含 4 条 PAM 分子链和 10 个水分子

4.2.4　扩散系数的计算

在分子动力学模拟中，根据牛顿运动方程可得扩散分子的连续位移与时间的函数关系，即对模拟完成后所得平衡构型的轨迹文件进行分析，可以得到水分子在 PAM/PVA 共混体系中扩散的均方位移(mean squared displacement，MSD)曲线。粒子的扩散系数 D 可以通过 Einstein 关系式进行求解，即对曲线线性部分的斜率求解得到，表达式如下[7-8]：

$$D = \frac{1}{6N} \lim_{t \to \infty} \frac{\mathrm{d}}{\mathrm{d}t} \langle |r_i(t) - r_i(0)|^2 \rangle \tag{4-1}$$

$$\mathrm{MSD} = \langle |r_i(t) - r_i(0)|^2 \rangle \tag{4-2}$$

式中，

D——扩散系数；

N—— 共混体系中扩散粒子的个数；

$r_i(t)$ —— t 时刻粒子的坐标；

$r_i(0)$ —— 粒子初始时刻的坐标；

$\langle\ \rangle$ —— 所有原子的统计平均值，该值可以通过求取所有原子从起始时刻 $t = 0$ 的坐标变化的平均值。

由于不同体系的自由体积不具有可比性，因此，通过计算自由体积分数 (fractional free volume，FFV)来评价体系的微观形态结构。此处共混体系自由体积分数计算采用的是硬球探针分子模拟方法，其被定义为模型自由体积与总体积的比值。研究表明，自由体积分数越大，小分子在体系中的扩散系数就越大[9]。自由体积分数的表达式如下：

$$FFV = \frac{V_f}{V_f + V_o} \times 100\% \tag{4-3}$$

式中，

V_f—— 自由体积；

V_o—— 聚合物分子所占据的体积。

为了直观地理解自由体积的基本概念，图 4-4 给出了 system 1(纯 PAM 体系)的三维微观结构，并对其中的 V_f 和 V_o 进行了标注示意。

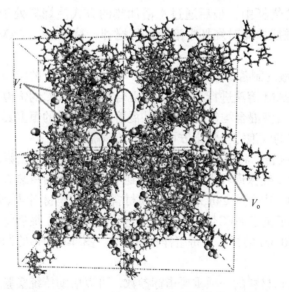

图 4-4　systen 1(纯 PAM 体系)的三维微观结构

4.2.5　不同组分共混薄膜的制备及其亲水性测量

为了验证模拟方案中水分子与不同组分共混体系相互作用力的大小关系，根据模拟方案中 PVA、PAM 组分比制备了对应的共混薄膜，并对薄膜的亲水性进行了测量。其中薄膜的制备过程如图 4-5 所示。

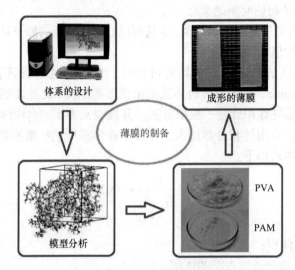

图 4-5　薄膜制备过程

(1) 溶液的制备。首先用天平分别称取 8g PVA 和 PAM，然后分别投入装有 92g 去离子水的烧杯中，最后通过水浴加热的方式使烧杯处于 90℃的恒温环境，并借助电磁搅拌器对烧杯中溶液进行搅拌，待 PVA、PAM 完全溶解后取出备用。

(2) 共混溶液的制备。按照所建模型中 PVA 与 PAM 的组分比，分别将相应的 PVA 溶液与 PAM 溶液进行混合，并将混合溶液在 50℃的恒温环境下搅拌一段时间，以使两种溶液混合均匀。之后将共混溶液在 50℃的恒温真空箱中静置一段时间，待溶液中的气泡完全溢出方可用于制备薄膜材料。

(3) 薄膜的制备。将上述共混溶液分别取等体积倒入聚四氟乙烯材质的模具中，且倒入的量要确保模具中溶液深度达到 1.5mm，然后将装有溶液的模具放入 35℃的恒温干燥箱中干燥 24h 来制备薄膜材料；待薄膜材料从聚四氟乙烯模具表面剥离后，将薄膜置于 80℃恒温干燥箱中进行退火处理；最后将制备的薄膜剪成尺寸为 20mm×60mm 的样本，每组样本量为 9。图 4-6 为最终制得的不同组分比薄膜试样。

亲水性是生物材料的一项重要指标参数，可以借助传统实验从宏观层面反映生物材料与水间相互作用力的强弱。本章 PVA/PAM 共混复合薄膜的亲水性主要通过接触角实验以及生物材料的平衡溶胀特性实验来研究。材料的接触角使用的是型号为 JY-820 的接触角测量仪(图 4-7)，接触时间为 10s。

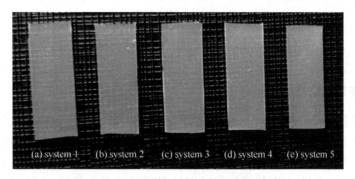

图 4-6 不同组分比的 PVA/PAM 薄膜试样

(a) system 1: 0% PAM, 纯 PVA; (b) system 2: 25% PAM, 75% PVA; (c) system 3: 50% PAM,
50% PVA; (d) system 4: 75% PAM, 25% PVA; (e) system 5: 100% PAM, 纯 PAM

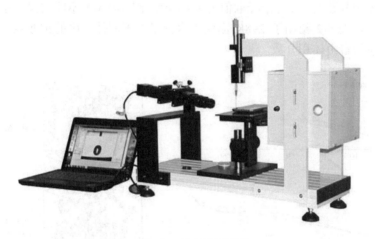

图 4-7 接触角测量仪

此外，材料的溶胀特性是通过测量薄膜的平衡水含量(equilibrium water content，EWC)来表征，平衡水含量的计算公式如下:

$$\text{EWC} = \frac{G_{\text{wet}} - G_{\text{dry}}}{G_{\text{wet}}} \times 100\% \tag{4-4}$$

式中，

G_{dry}—— 干燥薄膜的质量;

G_{wet}—— 达到溶胀平衡后薄膜的质量。

实验过程中，将薄膜材料完全浸泡于 20℃的去离子水中 14h 使其达到溶胀平衡，然后取出并用过滤纸将薄膜表面多余的水分擦拭干净，之后在室温环境下进行称重。

4.3   不同因素对体系中水分子扩散的影响

4.3.1   基体材料组分比的影响

扩散系数 D 通过计算均方位移获得，即对模拟计算得到的 MSD 曲线的近线性部分进行最小二乘法直线拟合，然后取直线斜率的 1/6 便为粒子的扩散系数。图 4-8(a)为不同共混体系中水分子的 MSD 曲线。由于 MSD 曲线起始部分的线性特性较为明显，随着时间的延长，MSD 曲线的线性越来越差，因此选定 MSD 曲线的起始线性较好的区段来进行直线拟合，即采用最后 100ps 中的前 60ps 用于拟合直线，并将拟合所得直线斜率的 1/6 定义为水分子的扩散系数。此外，本章在计算自由体积分数时，探针半径取值为 $r = 1.0$Å。图 4-8(b)为不同共混体系中自由体积示意图。表 4-2 给出了 298K 温度下水分子在不同体系中的扩散系数以及不同体系对应的自由体积分数。

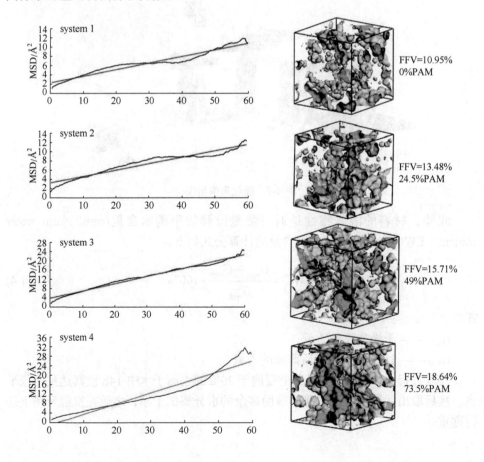

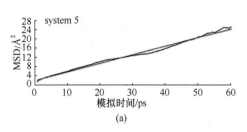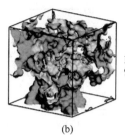

图 4-8　共混体系中水分子的 MSD 曲线和自由体积示意图

(a) MSD 曲线；(b) 自由体积示意图，深色和灰色区域分别代表 V_f 和 V。

表 4-2　水分子在不同体系中的扩散系数以及体系对应的自由体积分数

体系	PAM 含量/%	V_f/Å³	FFV/%	$D \times 10^{-11}$/(m²/s)
system 1	0	1401.52	10.95	3.760
system 2	24.5	1623.46	13.48	3.983
system 3	49	1867.23	15.71	4.982
system 4	73.5	2096.71	18.64	5.211
system 5	98	2677.67	20.72	6.187

结合图 4-8(a)和表 4-2 中水分子的扩散系数可以明显地发现，水分子在 system 1(纯 PVA 体系)中的扩散系数最小，并且随着体系中 PAM 含量的增加而增加，在 system 5(纯 PAM)中水分子的扩散系数最大。在 298K 温度下，计算所得水分子在不同组分体系中的扩散范围为 $3.760 \times 10^{-11} \sim 6.119 \times 10^{-11}$m²/s。在 300K 温度左右，聚酰胺和其他亲水性聚合物中，水的扩散系数一般为 $10^{-11} \sim 10^{-10}$m²/s[10]，这从另一方面说明本章的模拟结果是相对可靠的。此外，不同组分比体系自由体积分数的计算结果表明，体系的自由体积分数随着 PAM 含量的增加而变大，这与体系水分子扩散系数的计算结果一致。也就是说体系中自由体积分数越大，水分子的扩散系数越大。因此，小分子的扩散在很大程度上受体系的微观结构影响，而体系的微观结构、内部密实度主要是由体系中聚合物分子间的作用力来决定的。聚合物分子间的作用力越大，体系就越密实，相应的自由体积分数就越小。

4.3.2　温度的影响

为了研究温度对水分子扩散系数和自由体积的影响，选取 system 3(2PAM/2PVA/10H$_2$O 体系)，并将该体系在不同温度(278K、298K、318K 和 338K)下进行了模拟，模拟过程与 4.2.3 小节类似。对模拟所得平衡构型进行数值分析，水分子在不同温度下的 MSD 曲线如图 4-9 所示。不同温度下 system 3 的自由体积分数及水分子的扩散系数计算结果见表 4-3。

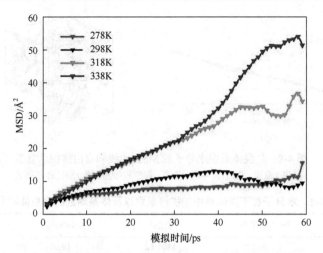

图 4-9　不同温度下水分子在 system 3 中的 MSD 曲线

表 4-3　不同温度下 system 3 的自由体积分数及水分子的扩散系数

温度/K	密度/(g/cm³)	FFV/%	$D/(\times10^{-11}\mathrm{m}^2/\mathrm{s})$
278	1.258	13.95	4.568
298	1.250	15.71	4.982
318	1.216	20.85	5.211
338	1.196	24.63	6.187

图 4-9 中水分子的 MSD 曲线和表 4-3 中的数据表明体系中水分子的扩散系数随温度的升高而变大。产生这一现象的主要原因是温度升高时，水分子能量较高，其无规则运动更为剧烈。此外，温度的升高也使聚合物分子变得更加灵活，从而增加了水分子扩散运动所需的自由体积空间，这从表 4-3 中自由体积分数的计算结果也能判断。

由表 4-3 中水分子在不同温度下的扩散系数，根据 Arrhenius 模型计算出水分子的活化能，其表达式如下所示：

$$D=D_0\exp\left(-\frac{E_a}{RT}\right)\tag{4-5}$$

$$\ln D=\ln D_0-\frac{E_a}{RT}\tag{4-6}$$

式中，

D_0—— 常量；

R—— 理想气体常数；

T—— 温度；

E_a—— 活化能。

通过上述公式，拟合 $\ln D$ 与 $1/T$ 的关系，如图 4-10 所示。

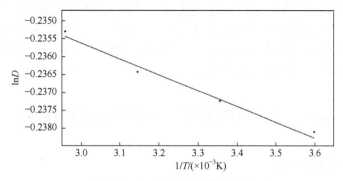

图 4-10　$\ln D$ 与 $1/T$ 的拟合关系

从图 4-10 可以发现四个数据点几乎位于一条直线上，且所拟合的直线斜率为 −4.426，因此 system 3 中水分子的活化能约为 $E_a = 4.426 \times 8.314 = 36.80(\text{kJ})$。此外，$\ln D$ 与 $1/T$ 的线性关系也说明模拟结果与 Arrhenius 理论是一致的，同样证明了本章所建模型和计算方法的可靠性与准确性。

4.3.3　体系中水分子数的影响

为了探索体系中水分子数对其自身扩散特性的影响，本节同样选取 2PVA/2PAM 体系作为研究对象，构建含有不同水分子数(10、20、40 和 80)的 2PVA/2PAM 共混体系，模拟方法与本章其他模型类似。通过对含水分子数不同的平衡体系进行轨迹分析可得到在 298K 温度下体系水分子的 MSD 曲线。由于 MSD 曲线相隔较近，本节选取了初始 30ps 水分子的 MSD 曲线进行分析，其对应的 MSD 曲线如图 4-11 所示。

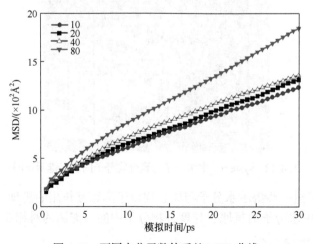

图 4-11　不同水分子数体系的 MSD 曲线

图 4-11 中不同水分子数体系的 MSD 曲线表明水分子的扩散行为在水分子数为 10～40 时受体系中水分子数的影响很小，然而当体系中水分子数达到 80 时，体系中水分子扩散能力得到了明显的提高。总体看来，体系中水分子的扩散能力会随着体系中水分子数增多而提高。这主要是因为随着体系中水分子数的增加，所对应体系的自由体积分数也会增加。

4.4　基体材料对水分子扩散的影响机制

4.4.1　对相关函数分析

在聚合物共混体系中，水分子的扩散行为除了受基体材料的宏观结构以及外界环境和水分子数的影响外，还在很大程度上受水分子与基体材料间的分子作用力限制。为了深入揭示体系中水分子与聚合物的相互作用机制，本节对水分子与聚合物主要官能团和极性原子的对相关函数进行了分析。在对体系进行对相关函数分析之前，对不同体系中的分子键进行了分析，对于不同的体系存在同一种现象，那就是水分子与基体材料主要通过水分子的氢原子与聚合物基体材料的官能团形成较强的氢键作用。图 4-12 为 system 3 中水分子与聚合物分子间的氢键示意图。

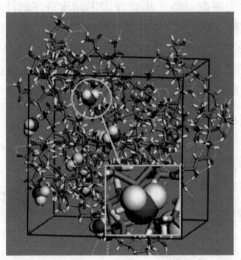

图 4-12　system 3 中水分子与聚合物分子间的氢键示意图

因此，为了进一步揭示水分子与聚合物分子间相互作用的机理，本节对 system 1～system 5 中水分子的氢原子与聚合物分子中的官能团的对相关函数进行了计算，结果如图 4-13 所示。

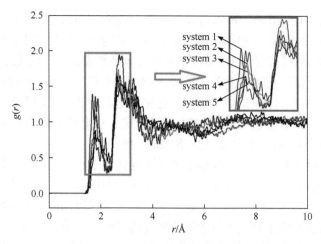

图 4-13　不同共混体系中水分子氢原子与聚合物官能团间的对相关函数

由图 4-13 中的对相关函数可以看出氢键更容易在水分子和聚合物分子的极性官能团之间形成。此外，通过观察不同体系对应的对相关函数峰值大小，很容易发现对相关函数的峰值随着 PVA 含量的增加而变大，表明共混体系组分间的氢键作用也随着 PVA 含量的增加而增强。产生这一现象的原因是相同分子量的 PVA 所含官能团的极性作用强于 PAM。由 PAM 和 PVA 的分子结构式可知，PAM 分子链包含羰基(—C=O)和氨基(—NH$_2$)两种官能团，而在 PVA 分子链中只含有羟基(—OH)。同样为了比较共混体系中三种极性官能团与水分子间形成氢键能力的强弱，本节进一步对 system 3 中三种官能团与水分子间的对相关函数进行了分析(图 4-14)。从图中的对相关函数的峰值分布和大小可知，在 PAM 分子链中只有羰基官能团能够与水形成明显的氢键作用，而氨基与水分子间的氢键作用很弱，

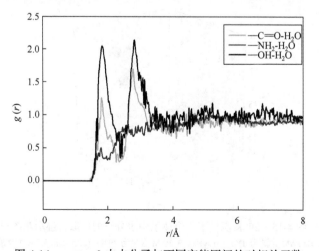

图 4-14　system 3 中水分子与不同官能团间的对相关函数

甚至可以忽略不计。此外，PVA 分子链中的羟基能够与水分子间形成较强的氢键作用，且其与水的氢键作用要强于 PAM 中羰基与水的氢键作用。因此，分子量相同的 PVA 和 PAM 分子，PVA 分子链所含的亲水性基团(—OH)数目要多于 PAM所含的亲水性基团(—C═O)数目，所以 PVA/PAM 共混体系与水分子间的作用力会随着体系中 PVA 含量的增加而增强。这种作用力会在一定程度上约束水分子的运动，从而阻碍了体系中水分子的扩散行为，这一结论与 4.3.1 小节中水分子扩散系数随着体系中 PAM 含量的增加而增加是一致的。

　　为了从三维视觉的角度直观地呈现出不同体系中水分子的扩散轨迹，本章选取 system 1、system 3、system 5 三个具有代表性的体系，对体系中水分子的扩散轨迹进行了分析。图 4-15 分别为上述三个体系中随机挑选的水分子扩散轨迹示意图。通过比较三个体系对应水分子扩散轨迹的坐标分布范围，可以判断出水分子在 system 5(图 4-15(c))中所能达到的坐标范围最广，而在 system 1 中水分子运动

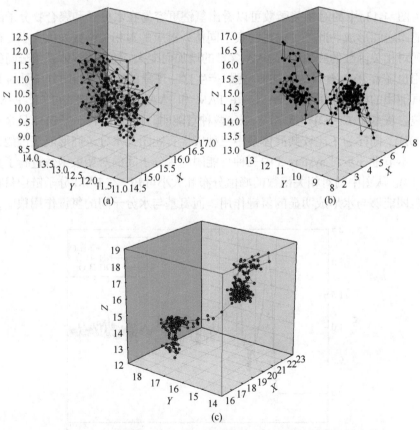

图 4-15　298K 温度下三个体系中水分子的扩散轨迹示意图

(a) system1: PAM 含量为 0%；(b) system 3: PAM 含量为 49%；(c) system 5: PAM 含量为 98%

轨迹重叠较为密集，所能达到的坐标范围最小，表明随着 PAM 含量的增加，体系中水分子所能达到的范围变广，即扩散能力变强，这一结论与本章水分子的扩散系数和自由体积分数随组分含量变化的规律是一致的。此外，水分子扩散轨迹坐标点的重叠密度和范围也能反映共混体系中自由体积(空穴)的连通性，只有体系中自由体积相连通，水分子才能从一个空穴跳跃到另一个空穴，从而达到更远的运动范围。从图 4-15 中水分子的扩散轨迹，很容易判断纯 PAM 体系中空穴的连通性是最好的，纯 PVA 中是最差的。因此，体系中自由体积分数越大，空穴连通性越好，体系中小分子的扩散特性就越好。

4.4.2　亲水性实验验证

通过分析共混体系中水分子和聚合物间的对相关函数，可知 PVA 和 PAM 具有较强的亲水性特性。PVA 分子链中含有羟基(—OH)，PAM 分子链中含有羰基(—C=O)和氨基(—NH$_2$)组成的酰胺基团，而这两类官能团都是亲水性官能团。为了研究共混体系中 PVA、PAM 组分比对共混材料亲水性的影响，以及验证理论的分析结果，通过宏观实验的方法对制备的不同组分比薄膜水的接触角和其平衡水含量进行了测试，结果分别见图 4-16 和图 4-17。

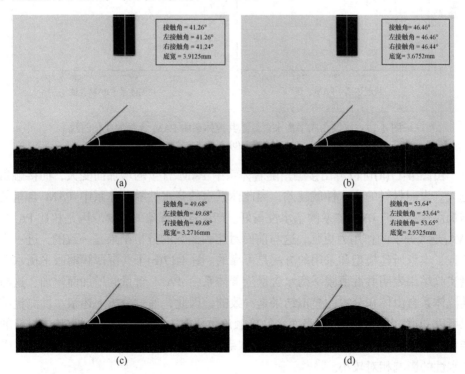

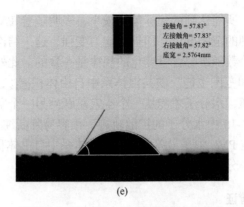

(e)

图 4-16　不同组分比 PVA/PAM 共混薄膜水接触角实验结果

(a) system 1：水的接触角为 41.26°；(b) system 2：水的接触角为 46.46°；(c) system 3：水的接触角为 49.68°；
(d) system 4：水的接触角为 53.64°；(e) system 5：水的接触角为 57.83°

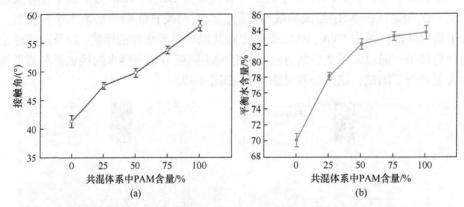

图 4-17　接触角和平衡水含量随共混体系中 PAM 含量的变化曲线

(a) 接触角；(b) 平衡水含量

　　由图 4-17(a)可以看出接触角随着体系中 PAM 含量的增加而变大，而接触角越大，表明材料的亲水性就越差，因此体系水的亲水性随着体系中 PAM 含量的增加而变差，纯 PVA 体系的亲水性最好。产生这一现象的主要原因是相比 PAM，PVA 与水分子的作用力更强，这与前面对相关函数的分析结果是一致的，进一步验证了本章所建模型和采用的方法是可靠的。图 4-17(b)干共混薄膜溶胀平衡水含量实验结果表明共混薄膜平衡水含量随着体系中 PAM 含量的增加而增加，这与共混体系自由体积分数的模拟结果是一致的。因此，通过分析上述亲水性测量结果可以知道，共混薄膜材料表面水的接触角主要取决于材料的亲水性(基体材料的亲水性基团)，平衡水含量主要取决于体系中自由体积分数(材料的微观结构)，受亲水性的影响相对较小。

4.5　本 章 小 结

本章通过分子动力学建模和实验结合的方法从微观和宏观的不同尺度研究了 PVA/PAM 共混体系中组分比、温度、水分子数对体系中水分子扩散行为的影响，揭示了水分子在 PVA/PAM 共混基体材料中的扩散机理。主要包括以下内容：

(1) 通过改变聚合物组分比构建了水分子在 PVA/PAM 共混体系中的扩散模型，并实现了模型的几何优化和分子动力学模拟。

(2) 利用 MD 模拟方法从扩散系数、自由体积、对相关函数等方面研究了组分比、温度对 PVA/PAM 共混体系中水分子扩散行为的影响，分析了共混体系中影响水分子扩散行为的内在原因，从分子间相互作用的角度揭示了水分子在 PVA/PAM 共混基体材料中的扩散机理。

(3) 通过对水分子轨迹坐标的捕捉，实现了水分子在 PVA/PAM 共混体系中扩散轨迹的重现，弥补了传统实验的不足，从三维视觉上对小分子的扩散行为有了更为直观的认识。

(4) 制备了与所建模型参数匹配的共混薄膜，通过表面水接触角和溶胀平衡水含量实验开展了共混材料亲水性研究，进一步验证了共混体系中影响水分子扩散的内在原因，为保障软骨支架基体材料中细胞营养物质及代谢产物的运输提供了工艺参考。

参 考 文 献

[1] Kloxin A M, Tibbitt M W, Kasko A M, et al. Tunable hydrogels for external manipulation of cellular microenvironments through controlled photodegradation[J]. Advanced Materials, 2010, 22(1): 61-66.

[2] Pan F S, Peng F B, Jiang Z Y. Diffusion behavior of benzene/cyclohexane molecules in poly(vinlalcohol)-graphite hybrid membranes by molecular dynamics simulation[J]. Chemical Engineering Science, 2007, 62(3): 703-710.

[3] Chen Y, Liu Q L, Zhu A M, et al. Molecular simulation of CO_2/CH_4 permeabilities in polyamide-imide isomers[J]. Journal of Membrane Science, 2010, 348(1-2): 204-212.

[4] Makrodimitri Z A, Unruh D J M, Economou I G. Molecular simulation of diffusion of hydrogen, carbon monoxide, and water in heavyn-alkanes[J].The Journal of Physical Chemistry B, 2011, 115(6): 1429-1439.

[5] Dong S J, Yan J T, Xu N, et al. Molecular dynamics simulation on surface modification of carbon black with polyvinyl alcohol[J]. Surface Science, 2011, 605(9): 868-874.

[6] Schildknecht C. Vinyl and Related Polymers[M]. New York: John Wiley & Sons, 1952.

[7] Babarao R, Jiang J W. Diffusion and separation of CO_2 and CH_4 in silicalite, C-168 schwarzite, and IRMOF-1: A comparative study from molecular dynamics simulation[J]. Langmuir, 2008,

24(10): 5474-5484.

[8] Guo A L, Duan G C, He K, et al. Synergistic effect between 2-oleyl-1-oleylamidoethyl imidazoline ammonium methylsulfate and halide ion by molecular dynamics simulation[J]. Computational and Theoretical Chemistry, 2013, 1015: 21-26.

[9] Zhang L S, Wang Y G, Wu G, et al. Study on the gas diffusion in olefin copolymer membrane by molecular dynamics simulation[J]. Science & Technology Review, 2008, 26: 52-57.

[10] Laurati M, Sotta P, Long D R, et al. Dynamics of water absorbed in polyamides[J]. Macromolecules, 2012, 45(3): 1676-1687.

第 5 章　纳米二氧化硅在 PVA/PAM 共混材料中的作用机理

5.1　引　　言

研究结果表明，将 PVA 与 PAM 高分子材料共混能够使所制备的复合材料兼具 PVA 与 PAM 的优点。但是对于纯 PAM 来说，其本身较脆，力学性能较差，所以 PAM 的加入会在很大程度上削弱 PVA 水凝胶原有的力学性能，使得 PVA/PAM 共混材料在部分力学性能要求较高的领域(如人工肌肉、关节、软骨等)的应用受限。大量研究表明，在复合材料基体中添加纳米粒子材料可以使复合材料的力学性能(如刚度、强度和弹性模量等)有显著的提高[1-3]。纳米二氧化硅(nano-silica)是当前最为常用的一种无机材料，已被成熟应用于改善有机高分子材料的机械性能[4-5]、摩擦性能[6]、热力学性能[7]、化学稳定性[8]及耐水性[9]等。此外，也有大量研究表明，在生物支架中添加适量的纳米二氧化硅能够促进支架内部细胞的增殖分化及贴壁生长[10-12]。因此，在 PVA/PAM 共混材料中添加适量的纳米二氧化硅粒子不仅能够改善 PVA/PAM 高分子复合材料的力学性能，还能在一定程度上促进细胞在共混体系中的增殖，使得 PVA/PAM/silica 共混材料有望成为一种理想的组织替代和修复材料。

纳米二氧化硅粒子之所以能够改性聚合物材料，主要原因是它能够与聚合物材料发生较强的分子间相互作用或者是生成化学键[13-14]，然而分子间的相互作用是一种微观现象，这是传统实验方法无法研究的。因此，本章借助分子动力学模拟方法研究不同质量纳米二氧化硅对 PVA/PAM 共混体系基本性能的影响，并从微观分子间相互作用的层面揭示纳米二氧化硅在 PVA/PAM 共混复合材料中的作用机制，为纳米二氧化硅掺杂改性生物聚合物提供工艺指导和理论依据。

5.2　模型构建和模拟细节

5.2.1　聚合物模型的构建

首先，根据聚合物 PVA、PAM 的化学结构式构建重复单元体模型，然后根据聚合物内聚能密度参数与重复单元数的关系确定模型中聚合物分子链的重复单元数，详细判断方法和计算过程可参考 3.2.2.1 小节。经过计算，本节 PVA、PAM 分子链中的重复单元数分别为 50 和 31，末端碳原子加氢饱和，图 5-1 为所建聚合物的分子模型。

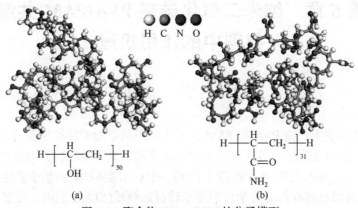

(a)　　　　　　　　　　　　　　(b)

图 5-1　聚合物 PVA、PAM 的分子模型

(a) PVA；(b) PAM

5.2.2　纳米二氧化硅粒子模型的构建

从剑桥材料结构数据库中获取 silica 的晶胞结构，本章选用的空间群为 P3321，晶胞参数为 $a = b = 4.91\text{Å}$，$c = 5.402\text{Å}$，$\alpha = \beta = 90°$，$\gamma = 120°$ 的 silica 晶胞(图 5-2(a))。然后构建半径为 r 的球形纳米粒子，考虑到计算效率，将纳米粒子的半径取为 6Å。由于所构建的纳米二氧化硅粒子的表面都是 Si 和 O 的不饱和键(图 5-2(b))，与实际情况不相符，因此将纳米粒子表面不饱和 Si 与羟基结合、将表面不饱和 O 与 H 结合，从而模拟真实的氧化过程，消除不饱和边界影响(图 5-2(c))。图 5-2 为纳米二氧化硅粒子模型的构建。

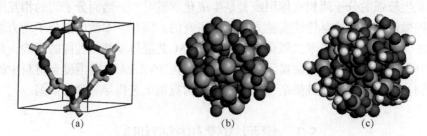

(a)　　　　　　　　　　(b)　　　　　　　　　(c)

图 5-2　纳米二氧化硅粒子模型的构建

(a) α−二氧化硅晶胞；(b) 表面不饱和的纳米二氧化硅粒子；(c) 表面处理后的饱和纳米二氧化硅粒子。

其中直径最大的为硅原子，其次为氧原子，最小的为氢原子

5.2.3　PVA/PAM/silica 共混模型的构建

在构建共混模型之前，对所构建的 PVA、PAM 分子链以及纳米二氧化硅粒子

进行几何优化(详细过程见 5.2.4 小节)，从而使其能量最小化，在构建
PVA/PAM/silica 共混模型之前得到各组分的稳定构型。考虑到计算机的计算能力，
本章所构建的每个无定型晶胞中最多只含有一个纳米二氧化硅粒子，同时为了排
除聚合物组分含量对计算结果的影响，确保所构建的共混模型 PVA 与 PAM 聚合
物分子链的数量比为 1∶1。此外，为了研究纳米二氧化硅质量分数对共混体系的
影响，本章建立了 6 个无定型晶胞模型，晶胞所含分子数量比(PVA/PAM/silica) 分
别为 7∶7∶0、7∶7∶1、6∶6∶1、5∶5∶1、4∶4∶1、3∶3∶1。为了避免分子
链缠绕和重叠，周期性无定型晶胞的初始密度设置为 0.3 g/cm³，且将纳米粒子质
心的分数坐标设置为(0.5, 0.5, 0.5)。表 5-1 为 298K 时所构建模型的详细参数。

表 5-1　模型详细参数

序号	组分	各组分含量/%			平衡后的晶胞部分信息		
		PVA	PAM	silica	密度/(g/cm³)	2θ/(°)	晶胞边长/Å
1	7PVA/7PAM/0silica	50.0	50.0	0	1.295	18.65	4.76
2	7PVA/7PAM/1silica	47.0	47.0	6.0	1.317	18.95	4.68
3	6PVA/6PAM/1silica	46.5	46.5	7.0	1.329	19.15	4.63
4	5PVA/5PAM/1silica	45.9	45.9	8.2	1.350	19.35	4.59
5	4PVA/4PAM/1silica	45.0	45.0	10.0	1.368	19.45	4.56
6	3PVA/3PAM/1silica	43.5	43.5	13.0	1.397	19.65	4.52

5.2.4　模拟细节和共混平衡模型

(1) 几何优化。所构建的聚合物分子链、纳米二氧化硅粒子以及共混模型在
进行分子动力学计算之前，都必须经过几何优化处理，使所建模型的能量最小化。
几何优化过程中，迭代次数都设置为 5000，最小收敛能量设置为 1×10^{-4}kcal/mol，
位移偏差为 5×10^{-6}nm，力场使用 COMPASS 力场，静电力和范德华力都采用基于
原子的算法，且能量都采用 Smart Minimization 算法。

(2) MD 模拟。对于共混物的无定型晶胞模型，在进行几何优化后，必须进行
MD 模拟，这里 MD 模拟包括三个阶段。第一阶段，本章所有无定型晶胞模型先
在 NVT 系综下进行 100ps 的 MD 计算，使所构建的模型充分释放可能存在的张
力。第二阶段，在 NPT 系综下进行一定时间的 MD 计算，压力设置为 0.3GPa，
计算过程中允许晶胞形状和大小发生改变，从而使模型达到真实的密度，这一过
程可在体系密度达到恒定时停止，本章的模拟时间为 300ps。图 5-3 为
6PVA/6PAM/1silica 共混体系在该计算过程中密度随模拟时间的变化。经过 200ps
的模拟，体系的密度由初始的 0.3g/cm³ 变成了最终的 1.329g/cm³，体系的三维尺

寸也发生了明显变化。第三阶段，将上一阶段计算后的模型在 NVT 系综下进行 100ps 的分子动力学计算，为后期结果分析做好准备，并将该阶段最后 30ps 轨迹文件用于结果分析。此外，本章所有共混体系的 MD 模拟过程均是在 COMPASS 力场及 298K 温度下进行的，且其余模拟参数的设置与 3.2.1.2 小节保持一致。

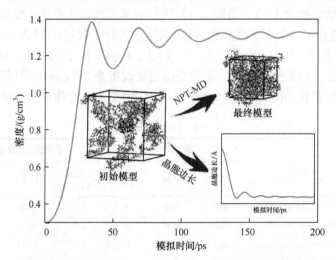

图 5-3　NPT-MD 模拟过程中 6PVA/6PAM/1silica 共混体系密度随模拟时间的变化

5.2.5　体系平衡的判断及平衡体系

本章所有计算结果都是在平衡体系的基础上得到的。图 5-4 为 6PVA/6PAM/1silica 共混体系平衡模拟过程中温度和能量随模拟时间的变化情况。图中的温度和能量随时间的变化曲线波动范围均很微小，表明体系已达到了平衡。

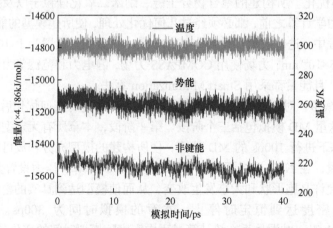

图 5-4　6PVA/6PAM/1silica 共混体系温度、能量随模拟时间的变化

图 5-5 为在 298K 温度下平衡模拟之后得到的不同纳米二氧化硅含量(质量分数)的 PVA/PAM 共混体系，平衡体系的密度见表 5-1。此外，由于每个共混体系中只含有一个纳米二氧化硅粒子，故本章模拟是基于纳米粒子均匀分散于 PVA/PAM 体系的理想条件，而没有将纳米粒子团聚现象考虑进去。

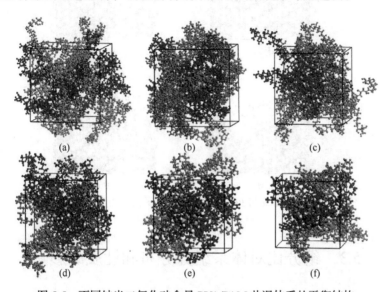

图 5-5　不同纳米二氧化硅含量 PVA/PAM 共混体系的平衡结构

(a) 7PVA/7PAM(0%纳米二氧化硅含量)；(b) 7PVA/7PAM/1silica(6%纳米二氧化硅含量)；(c) 6PVA/6PAM/1silica(7.0%纳米二氧化硅含量)；(d) 5PVA/5PAM/1silica(8.2%纳米二氧化硅含量)；(e) 4PVA/4PAM/1silica(10%纳米二氧化硅含量)；(f) 3PVA/3PAM/1silica(13%纳米二氧化硅含量)

5.2.6　界面相互作用模型的构建及模拟细节

为了更深入研究共混体系中不同组分间相互作用力的大小和揭示材料间的作用机理，本章分别建立了 PVA、PAM 高分子链与纳米二氧化硅的界面相互作用模型。为了确保高分子都能够与 silica 界面发生充分接触，每个模型中均只包含一条上述构建的高分子链，且在构建 silica 界面模型的时候，选取的是其具有代表性的(110)界面。此外，silica 界面原子处理过程与纳米粒子构建过程一样，将界面不饱和 Si 与羟基结合、不饱和 O 与 H 结合，界面晶胞大小为 21.61Å×34.02Å×14.36Å。同时为了使聚合物分子只与 silica 界面模型的一面发生相互作用，在聚合物分子层上加 30Å 的真空层。相互作用初始模型构建完后，首先对其进行几何优化，其次在 NVT 系综下，298K 环境下进行 60ps 的 MD 计算使界面作用模型达到平衡，最后在 NVT 系综下对体系进行 30ps 的 MD 计算，并将该过程的轨迹文件用于结果分析。图 5-6 为分子动力学计算前后 PVA、PAM 与 silica 界面的相互作用模型。

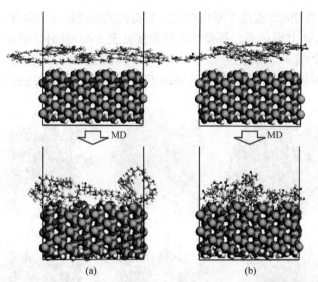

图 5-6　PVA/silica 与 PAM/silica 初始与平衡后的相互作用模型

(a) PVA/silica；(b) PAM/silica

5.3　组分比对体系组分分布和性质的影响

5.3.1　共混体系中不同组分的浓度分布

从图 5-5 共混体系的平衡构型，很容易发现所有的模型都存在一个现象，聚合物在纳米粒子表面聚集，且相对于 PVA 分子，PAM 分子在纳米二氧化硅颗粒周围出现的概率更高。从共混体系中聚合物分子链的分布，也能很容易观察到纳米二氧化硅粒子几乎被 PAM 分子所包围，而且体系中高分子链的数目越多，这种现象越为明显。为了更为科学地表征上述现象，选择 7PVA/7PAM 和 7PVA/7PAM/1silica 两个体系，并对其不同组分的相对浓度分布进行了计算和分析。图 5-7(a)为 7PVA/7PAM/1silica 体系的整体相对浓度分布，图 5-7(b)和(c)分别为体系中 PAM、PVA 成分的相对浓度分布。此外，图 5-8 和图 5-9 分别为 7PVA/7PAM(0%纳米二氧化硅含量)和 7PVA/7PAM/1silica(6%纳米二氧化硅含量)体系中各组分沿 Z 轴方向的相对浓度分布。

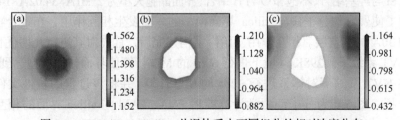

图 5-7　7PVA/7PAM/1silica 共混体系中不同组分的相对浓度分布

(a) 整体相对浓度分布；(b) PAM 成分的相对浓度分布；(c) PVA 成分的浓度分布

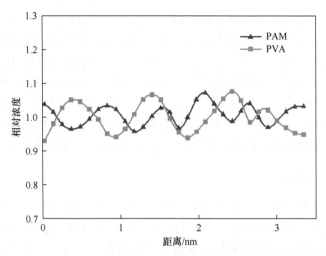

图 5-8　7PVA/7PAM(0%纳米二氧化硅含量)体系中 PVA 和 PAM 沿 *Z* 轴方向的相对浓度分布

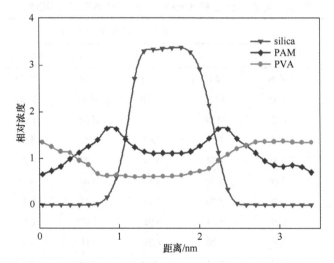

图 5-9　7PVA/7PAM/1silica(6%纳米二氧化硅含量)共混体系中 PVA 和 PAM 沿 *Z* 轴方向的相对浓度分布

在图 5-7(a)中，深色中心区域代表纳米二氧化硅粒子的相对浓度区域，相对浓度沿着纳米粒子半径向外的方向逐渐减小，且纳米粒子周围聚合物的相对浓度要明显高于远离纳米粒子的区域。此外，由图中也可以观察到 PAM 的浓度沿着半径向外逐渐减小，其最大的相对浓度区域位于纳米粒子的表面附近，而 PVA 的相对浓度分布(图 5-7(c))与 PAM 的相对浓度分布呈相反趋势，这一结果与平衡体系中 PAM 在纳米二氧化硅表面聚集的行为一致(图 5-5)。最后，通过比较 7PVA/7PAM 和 7PVA/7PAM/1silica 两体系中聚合物分子的相对浓度分布，不难发现在 7PVA/7PAM 体系(图 5-8)中 PVA 和 PAM 两组分的相对浓度分布差异较小，相对较为均匀，与 PVA 和 PAM 表现出来的良好共混性相符。7PVA/7PAM/1silica 体系(图 5-9)中 PVA 与 PAM 两组分的相对浓度分布差异较大，越靠近纳米二氧化硅粒子，PAM 的相对浓度越明显大于 PVA，因此纳米二氧化硅的加入会在一定程度上影响体系中聚合物的分布。这一现象说明相对于 PVA，PAM 与纳米二氧化硅粒子的作用更强，也是影响体系中聚合物分布的主要原因。

5.3.2　静态力学分析

复合材料的机械性能是生物复合材料最为重要的参数之一，因此探究纳米二氧化硅粒子对 PVA/PAM 共混材料机械性能的影响是本章研究的重点。本章共混体系的力学性能可以通过计算体系的静态模型来获得。表 5-2 为 298K 温度下不同组分比 PVA/PAM/silica 共混体系的力学性能。

表 5-2　不同组分比 PVA/PAM/silica 共混体系的力学性能

项目	不同组分比 PVA/PAM/silica					
	7：7：0	7：7：1	6：6：1	5：5：1	4：4：1	3：3：1
C_{11}/GPa	10.60	12.38	13.41	14.09	15.39	16.22
C_{22}/GPa	11.65	12.64	14.28	16.50	13.23	19.91
C_{33}/GPa	10.26	11.88	12.47	13.55	17.19	14.78
C_{44}/GPa	2.42	2.59	3.07	3.27	3.90	5.23
C_{55}/GPa	3.41	3.74	3.84	3.98	4.26	4.11
C_{66}/GPa	3.66	3.90	4.15	4.26	4.02	4.94
C_{12}/GPa	5.25	5.20	5.19	5.25	5.76	6.44
C_{13}/GPa	5.20	5.33	6.91	7.67	6.16	5.98
C_{23}/GPa	5.39	5.70	6.21	7.11	10.25	9.65
C_{15}/GPa	0.27	0.32	−0.14	−1.65	−0.27	−1.42
C_{25}/GPa	0.13	−0.48	0.62	0.20	−0.62	0.42
C_{35}/GPa	−0.16	0.36	−0.71	−1.14	0.12	0.36
杨氏模量/GPa	8.16	8.92	9.67	10.12	10.71	12.42
体积模量/GPa	6.56	7.75	8.46	9.27	9.86	10.62
剪切模量/GPa	3.16	3.41	3.69	3.84	4.06	4.76
泊松比	0.29	0.31	0.31	0.32	0.32	0.31
$(C_{12}-C_{44})$/GPa	2.83	2.61	2.12	1.98	1.86	1.21

从表 5-2 中可知，共混体系的工程模量随着体系中纳米二氧化硅含量的增加而增加，意味着纳米二氧化硅能够明显地改善聚合物共混体系的刚度，这与 Sakineh 等[15]的研究结果一致。因此，纳米二氧化硅常用于改善聚合物的力学性能，弥补了 PVA/PAM 共混材料力学性能不足的缺陷，从而拓宽了该材料在力学强度要求较高领域的应用。此外，不同体系的泊松比在 0.29～0.32 范围波动，而塑料材料的泊松比范围为 0.2～0.4，说明上述不同体系仍具有类似于塑料的性质，而纳米二氧化硅的加入并没有改变共混材料的这一特性。然而，体系的柯西压随着纳米二氧化硅含量的增加而减小，但一直维持正值，表明上述共混体系都具有一定的延展性，但是纳米二氧化硅的加入会在一定程度上削弱 PVA/PAM 共混体系的延展性。最后，通过比较不同体系中 C_{11}、C_{22}、C_{33} 和 C_{44}、C_{55}、C_{66} 两组弹性系数不难发现，随着体系中纳米二氧化硅含量的增加，各组内数值差异变大，表明随着体系中纳米二氧化硅含量的增加，体系的各向异性加剧。

为了通过实验方法对力学性能计算结果进行验证，通过使用 PVA(型号：17-99，分子量：80000)、PAM(分析纯，分子量：200000)以及球形纳米二氧化硅(直径为 10～15nm)分别制备不同组分比 PVA/PAM/silica 共混溶液，并采用真空蒸发法制成干燥的共混薄膜，最后利用万能测力仪测量薄膜的抗拉强度。图 5-10 为不同组分比共混体系抗拉强度的实验结果与杨氏模量的模拟结果。图中曲线表明，实验抗拉强度和模拟杨氏模量均随纳米二氧化硅含量的增加而增加，但变化的趋势呈现出一定的差异，这一差异的主要原因是尺度效应以及纳米二氧化硅的团聚行为。这在一定程度上验证了计算结果的可靠性。

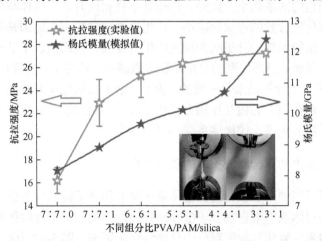

图 5-10　不同组分比 PVA/PAM/silica 共混体系抗拉强度和杨氏模量

5.3.3　自由体积分数

　　本章采用不同硬球探针半径来计算不同体系的自由体积分数，探针半径变化范围为 0~3Å，探针半径变化幅度为 0.2Å。图 5-11 为不同共混体系在不同探针半径下的自由体积分数分布情况。

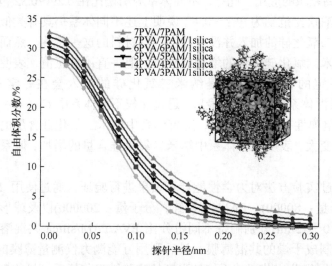

图 5-11　不同共混体系在不同探针半径下的自由体积分数分布

　　观察图 5-11 中的曲线分布，不难发现不同体系的自由体积分数均随探针半径的变大而减小，表明溶剂分子的体积越大，其所对应的自由体积分数越小，即溶剂分子所能到达的区域越小。此外，在探针半径相同时，自由体积分数会随着体系中纳米二氧化硅含量的增加而减小。产生这种现象的主要原因是随着体系中纳米二氧化硅含量的增加，分子间的相互作用力变强，从而拉近了分子间的距离，使得体系更为紧密，最终体系的自由体积分数减小，这与不同体系的密度(表 5-1)和力学性能(表 5-2)计算结果是一致的。因此，纳米二氧化硅与共混体系中的聚合物高分子链间存在很强的相互作用力，正是这一作用力的存在拉近了共混体系中聚合物高分子链的距离，使得体系变得更为密实。

5.3.4　共混体系中的聚合物分子链的动态特性

　　通过计算不同纳米二氧化硅含量体系中聚合物分子链的均方位移，可以反映纳米二氧化硅对体系中聚合物分子链移动特性的影响。本章选取体系中 PAM 分子链来研究纳米二氧化硅粒子对分子移动特性的影响。图 5-12 为在 298K 温度下不同共混体系中 PAM 分子链的均方位移计算结果。

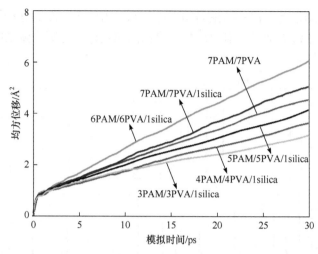

图 5-12　298K 温度下不同共混体系中 PAM 分子链的均方位移

如图 5-12 所示，PAM 分子链的均方位移-模拟时间曲线接近于直线，且其斜率随着体系中纳米二氧化硅含量的增加而减小，表明共混体系中 PAM 分子链的移动特性随着体系中纳米二氧化硅含量的增加而变差，主要原因是体系中纳米二氧化硅含量的增加使聚合物分子与纳米二氧化硅的相互作用力变大，这一结论与体系自由体积分数的分析结果是一致的。

为了进一步研究纳米二氧化硅对体系中聚合物分子链灵活性的影响，选取了 7PVA/7PAM 和 7PVA/7PAM/1silica 两个体系，并对体系中的 PAM 分子链的回转半径(radii of gyration, R_g)进行了分析和比较。回转半径的大小可以描述柔性分子所呈现的尺寸大小(长度)，其表达式如下[16]：

$$R_g = \sqrt{\frac{\sum_i m_i r_i^2}{\sum_i m_i}} \tag{5-1}$$

式中，

m_i——原子 i 的质量；

r_i——原子 i 相对于分子质心的间距。

一般来说，高分子越灵活，其回转半径就越小。图 5-13 为 7PVA/7PAM 和 7PVA/7PAM/1silica 体系中 PAM、PVA 分子链的回转半径分布。对比相同温度下两体系中 PAM 分子链的回转半径，不难发现 7PVA/7PAM/1silica 体系中大部分 PAM 分子链的回转半径(图 5-13(b))大于 7PVA/7PAM 体系中 PAM 分子链的回转半径(图 5-13(a))，说明纳米二氧化硅的加入会在一定程度上影响 PAM 分子链在纳米二氧化硅粒子表面的分布。在聚合物共混体系中加入纳米二氧化硅会明显地削弱 PAM 分子链的柔顺性和移动性，相同的现象也体现在两体系中 PVA 分子链的回转半径分布结果上。这一结论与均方位移和自由体积分数的分析结果相符。因此，聚合物分子链与纳米二氧化硅粒子表面的相互作用是影响体系中高分子结构形态的本质原因。

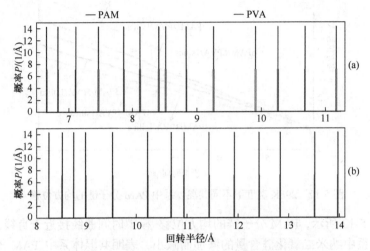

图 5-13　不同体系中 PAM、PVA 分子链的回转半径分布
(a) 7PVA/7PAM 体系；(b) 7PVA/7PAM/1silica 体系
前 7 条为 PAM 分子链的回转半径，后 7 条为 PVA 分子链的回转半径

5.3.5　X 射线衍射模拟

X 射线衍射(XRD)是研究物质微观结构的一种常用方法，常被用于判断体系的内部结晶特征。共混体系衍射强度 $I(Q)$ 的衍射矢量 Q 可以通过对对相关函数进行傅里叶变换来获得，其表示如下[17]：

$$I(Q)=\sum_j\sum_k\frac{f_jf_k(\sin Qr_{jk})}{Qr_{jk}} \tag{5-2}$$

其中，衍射矢量 Q 表示如下：

$$Q=\frac{4\pi\sin\theta}{\lambda} \tag{5-3}$$

式中，

θ——衍射角；

λ——X 射线的波长；

r_{jk}——系统中不同原子 j 与原子 k 间的距离；

f——原子衍射因子。

一般来说，最值得关注的是衍射图中的最大衍射峰值，因为它涉及布拉格方程求解晶面间距，而本章晶面间距是指体系中聚合物分子主链间的链间距，求解方程如下：

$$d = \frac{\lambda}{2\sin\theta} \tag{5-4}$$

式中，d 表示高分子碳主链间的链间距。本章 XRD 图谱都是通过模拟软件中 Forcite 模块对平衡构型进行分析而得到的。衍射角变化范围为 0°～45°，每一步大小为 0.05°，波长设置为 1.5418Å。图 5-14 为不同纳米二氧化硅含量 PVA/PAM 共混体系的 XRD 图谱。

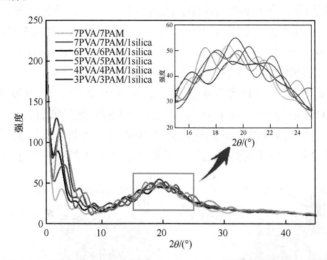

图 5-14　不同纳米二氧化硅含量 PVA/PAM 共混体系的 XRD 图谱

通过比较 XRD 图谱尖峰的整体强度可以判断体系的结晶情况。与包含一系列尖峰的晶体衍射图相比，无定型材料会产生一个较宽的背景信号[18]。聚合物由于分子的折叠通常会形成有序微晶，从而表现出半结晶特性。由图 5-14 的 XRD 图谱可以很清楚地看到，所有共混体系在 2θ = 20°范围内都存在一些中等强度的相对尖峰，且体系在 2θ = 3°和 2θ = 7°附近分别存在比较明显的尖峰，说明所有共混体系都具有半结晶特性。随着体系中纳米二氧化硅含量的增加，峰值的数量和强度都得到了明显增加，表明纳米二氧化硅含量的增加使得体系的半结晶特性更为明显。纯 PVA/PAM 共混体系具有半结晶特性，且在 2θ = 16.8°，18.5°，21.5° 附近存在三个比较明显的峰值。因此，本章将共混体系位于 2θ = 16°～22°范围的衍射角用于布拉格方程计算体系中聚合物分子链间距，如果范围内有多个峰值，可通过峰值的平均值来求解分子链间距。

从表 5-1 中的计算结果可以看出分子链间距随着共混体系中纳米二氧化硅含量的增加而减小，产生这一现象的根本原因是纳米二氧化硅能够与 PVA、PAM 分子链间形成较强的分子间相互作用，这与自由体积分数和力学性能的分析结果是一致的。

5.4　摩擦性能分析

5.4.1　摩擦性能的模拟

　　为了从原子层面探讨纳米二氧化硅对 PVA/PAM 共混材料摩擦性能的影响，本节分别构建了两个分子摩擦副模型，如图 5-15 所示。在所建摩擦模型中，上下摩擦表面分别采用尺寸为2.87Å×20.06Å×11.47Å 和31.53Å×20.06Å×11.47Å 的铁原子层，夹在两铁原子层模型间的是纯 PVA/PAM 与 PVA/PAM/silica 共混材料的无定型晶胞，其三维尺寸分别为 31.53Å×20.06Å×35.62Å 和31.53Å×20.06Å× 36.75Å。对于纯 PVA/PAM 模型，其分别含有 4 条 PVA 和 4 条 PAM 分子链，密度为 1.32g/cm³。对于 PVA/PAM/silica 模型，其中 PVA、PAM 分子链的数目依旧为 4，纳米二氧化硅粒子位于无定型晶胞的中心，其密度为 1.40g/cm³。此外，为了更好地区分无定型晶胞中的聚合物高分子与纳米二氧化硅粒子，对原子粒径进行了区分。

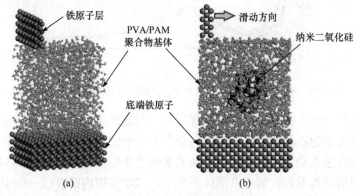

图 5-15　摩擦副模型
(a) 纯 PVA/PAM；(b) PVA/PAM/silica

　　与本章无定型晶胞模拟过程类似，首先对摩擦副模型进行几何优化和退火处理，从而避免模型中出现的不合理结构，使其能量达到最低；然后将铁原子层间的无定型晶胞固定在底层铁原子层上，避免模拟过程中，高分子复合材料在底层铁原子层表面发生滑移现象。待上述工作完成后，在 NVT 系综下，给上层铁原子层施加一个沿 X 轴向的滑移速度 $v = 0.2$Å/ps 以及 0.12GPa 的法向恒定载荷，摩擦过程的模拟时间为 300ps。此外，摩擦过程采用 COMPASS 力场，其余参数的设置与无定型晶胞模拟参数一致。记录模拟过程中摩擦副模型的原子运动轨迹，并将其用于分析复合材料的摩擦性能。本章通过磨损率来对复合材料的摩擦性能进行定性表征，而磨损率通过磨损原子数与复合材料总原子数的比值来表示，其表达式如下：

$$磨损率 = \frac{N_{\text{remove}}}{N_{\text{total}}} \times 100\% \tag{5-5}$$

式中，

N_{remove}——脱离复合材料基体的磨损原子数；

N_{total}——初始模型中复合材料的总原子数。

为了准确计算共混材料的磨损率，本章选用摩擦过程中最后时刻(300ps)的模型进行统计分析。图 5-16 为摩擦过程中摩擦副不同时刻的分子模型，表 5-3 为纯 PVA/PAM 和 PVA/PAM/silica 共混材料磨损率的统计结果。

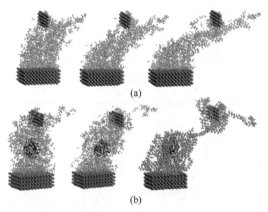

图 5-16 摩擦过程中摩擦副不同时刻的分子模型

(a) 纯 PVA/PAM 摩擦副；(b) PVA/PAM/silica 摩擦副

表 5-3 纯 PVA/PAM 和 PVA/PAM/silica 共混材料磨损率

模型	N_{total}	N_{remove}	磨损率/%
PVA/PAM	2656	1054	39.7
PVA/PAM/silica	2800	698	24.9

从表 5-3 可知，在相同滑移速度和恒定法向载荷作用下，两模型的磨损率分别为 39.7%和 24.9%，说明随着体系中纳米二氧化硅的加入，共混材料的磨损率下降了大约 37.3%。也就是说纳米二氧化硅能够明显提高 PVA/PAM 共混材料的抗磨损能力，这一结论也能通过观察图 5-16 得到。

为了进一步验证上述模拟结果的可靠性，本章还对摩擦副初始和最终模型中共混材料沿 Z 轴的相对浓度分布进行了分析，见图 5-17。相对浓度分布函数变化越明显，说明材料的磨损率越大。观察图 5-17 不难发现，相对于 PVA/PAM/silica 共混材料而言，纯 PVA/PAM 剪切摩擦前后，相对浓度分布函数变化更为明显，表明纯 PVA/PAM 的磨损率更大。因此，纳米二氧化硅粒子的引入能够明显提高 PVA/PAM 共混材料抵抗剪切变形的能力，这与本章机械性能的计算结果是一致的。

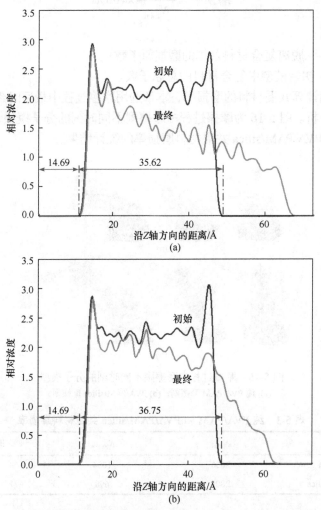

图 5-17　在初始和最终摩擦副模型中共混材料沿 Z 轴方向的相对浓度分布

(a) 纯 PVA/PAM 摩擦副；(b) PVA/PAM/silica 摩擦副

5.4.2　样品制备及磨损实验

根据所建模型，通过使用 PVA(型号：17-99，分子量：80000)、PAM(分析纯，分子量：200000)以及球形纳米二氧化硅(直径为 10～15nm)分别制备纳米二氧化硅含量为 0%、4%和 8%的 PVA/PAM/silica 共混溶液，并采用真空蒸发法制成干燥的共混薄膜，薄膜试样厚度为 4mm。样品制备完成后用 MRH-3 型环-块摩擦磨损实验机对试样进行摩擦实验。其中，对偶钢环为 GCr15 材质，表面粗糙度在 0.2～

0.4μm。载荷设置为 22N，线速度为 10mm/s，在室温条件下进行 10min 的干摩擦实验，实验完成后借助 SEM 对样品进行表面形貌观测，并采用体积磨损率 K 来评价纳米二氧化硅对共混材料磨损性能的影响。其表达式为

$$K = \frac{\Delta m}{\rho NL} \tag{5-6}$$

式中，

Δm —— 实验前后试样的磨损质量；

N —— 载荷；

L —— 滑动摩擦的距离；

ρ —— 密度。

每组实验重复 3 次，体积磨损率取 3 次实验的平均值，结果如图 5-18 所示。

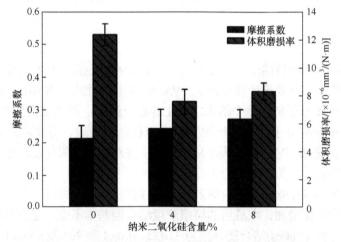

图 5-18　不同纳米二氧化硅含量共混材料的摩擦性能

由图 5-18 中结果可以看出，填充纳米二氧化硅后共混材料的摩擦系数比纯 PVA/PAM 要高，且随着纳米二氧化硅含量增加，体系的摩擦系数增大。这主要是因为纳米二氧化硅使共混材料的表面粗糙度增加。材料的体积磨损率计算结果表明纳米二氧化硅的加入可以明显降低共混材料的磨损率，其中磨损率最小的是含 4%纳米二氧化硅的共混体系，达到了 7.84×10^{-6} mm^3/(N·m)，比纯 PVA/PAM 体系的体积磨损率降低了 35.8%，但是随着纳米二氧化硅含量的增加，体系的磨损率也会增加，这从磨损表面形貌的 SEM 照片(图 5-19)也能够得到反映，纯 PVA/PAM 薄膜表面磨损最为严重，出现了大量材料的剥离痕迹，4%纳米二氧化硅含量的薄膜表面磨损最轻微，8%纳米二氧化硅含量的薄膜表面磨损较为轻微，但出现了部分松散颗粒。这一现象主要是体系中纳米二氧化硅粒子的团聚行为所

致。因此，适量的纳米二氧化硅能够明显提高共混材料的抗摩擦特性，这与模拟结果是完全相符的。

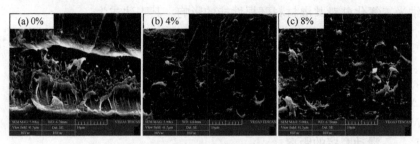

图 5-19　不同纳米二氧化硅含量共混材料磨损表面的 SEM 照片(放大倍率：5000)

5.5　纳米二氧化硅作用机理的界面分析

5.5.1　界面结合能

为了进一步阐明将纳米二氧化硅引入 PVA/PAM 是提高材料力学性能和摩擦性能的内在原因，此处设计并构建了 PVA/PAM/silica 的分子模型(由 4 条 PVA 分子链、4 条 PAM 分子链和 1 个纳米二氧化硅粒子组成)。将密度设为 0.6g/cm³，以保证细胞内聚合物分子链有足够的空间自由移动。最后，对非晶态晶胞进行了 60ps 的几何优化和 NVT 系综下的 MD 模拟，并对纳米二氧化硅粒子与聚合物链之间的结合能和对相关函数进行了分析计算。

由图 5-20 可知，立方晶胞内纳米二氧化硅粒子与聚合物链之间的结合能随着模拟时间的增加而增加，在最后的模拟阶段结合能基本不变。立方晶胞的初始构型(0ps)和最终构型(60ps)结合能分别为 310.2kcal/mol 和 904.3kcal/mol，结合能增

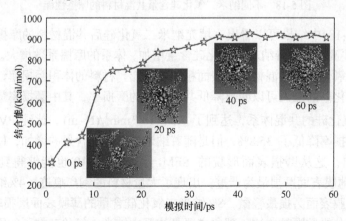

图 5-20　纳米二氧化硅粒子与聚合物链之间的结合能随着模拟时间的变化

加了约 191.5%。结合能的增加产生了纳米二氧化硅粒子与聚合物链之间的吸附行为，即细胞内的聚合物链由于强相互作用而倾向于包裹纳米二氧化硅粒子。从吸附过程中不同时间聚合物链的快照(图 5-20)，也可以清晰地观察到聚合物链与纳米二氧化硅粒子之间的吸附行为。聚合物链的形态从最初的随机分散到最终包裹在纳米二氧化硅粒子周围。也就是说，纳米二氧化硅的加入提高了不同组分之间的内部结合强度，这与共混材料的力学性能和摩擦学性能是一致的。

聚合物与纳米二氧化硅界面结合能的大小可以反映聚合物与纳米二氧化硅界面相互作用力的大小，一般结合能越大，聚合物与纳米二氧化硅表面间的作用力就越大。因此，为了比较共混体系中不同组分间的作用力大小和更好地解释上述不同组分密度分布现象，计算了 PVA/silica 与 PAM/silica 相互作用模型中聚合物与纳米二氧化硅界面的结合能，结果如表 5-4 所示。

表 5-4　PVA/silica 和 PAM/silica 相互作用模型在 298K 下的结合能及体系氢键键能　(kcal/mol)

模型	E_{total}	$E_{polymer}$	E_{silica}	E_{inter}	E_{bind}	E_{Hbond}
PVA/silica	−49419.99	−809.54	−48430.87	−179.58	179.58	−173.84
PAM/silica	−49639.15	−1007.92	−48424.89	−206.34	206.34	−198.45

注：$E_{polymer}$ 为聚合物势能；E_{silica} 为纳米二氧化硅势能；E_{inter} 为相互作用能。

通过比较表 5-4 中两种相互作用模型结合能的大小，发现 PVA/silica 的结合能要小于 PAM/silica，说明 PVA 与纳米二氧化硅界面的相互作用力小于 PAM 与纳米二氧化硅界面的相互作用力。这一结果也可以从图 5-6 平衡后的相互作用模型观察出来，图 5-6(b)中 PAM 分子能够在纳米二氧化硅的表面铺展发生充分接触，而图 5-6(a)中 PVA 分子链发生折叠，不能在纳米二氧化硅的表面发生充分接触，这一现象很好地解释了相对于 PVA，PAM 出现在纳米二氧化硅表面概率更高的原因。这一结果进一步解释了上述共混体系中不同组分的密度分布现象的内在原因。此外，比较两体系的氢键键能和相互作用能，可发现两体系的氢键键能和相互作用能非常接近，同时 PVA/silica 体系的氢键键能小于 PAM/silica 体系。这表明高分子链与纳米二氧化硅表面主要是通过氢键发生相互作用，且 PAM 与纳米二氧化硅表面的作用力更强。

5.5.2　相互作用的本质

结合能的分析结果表明聚合物分子链与纳米二氧化硅界面主要是通过氢键发生相互作用，而氢键的形成则是通过聚合物分子的官能团或者极性原子与纳米二氧化硅表面原子发生相互作用，因此导致两种聚合物分子链与纳米二氧化硅界面相互作用产生强弱差异的根本原因是两种聚合物拥有的官能团不同。为了深入揭示聚合物分子与纳米二氧化硅界面的作用机制，本章对 PVA/silica 与 PAM/silica

两个相互作用模型的平衡轨迹文件进行了对相关函数分析。

图 5-21 和图 5-22 分别为 PVA/silica 与 PAM/silica 相互作用模型中存在主要相互作用官能团以及原子的对相关函数。上述对相关函数图中 OH(PVA)表示 PVA 分子链中的羟基官能团(—OH)，H(PVA)表示 PVA 分子链中与碳原子直接相连的氢原子。类似地，在 PAM 分子链中，羰基(—C=O)中的氧原子、氨基(—NH$_2$)及与碳原子直接相连的氢原子分别被标记为 O(PAM)、NH$_2$(PAM)和 H(PAM)。OH(SiO$_2$)、O(SiO$_2$)、Si(SiO$_2$)分别表示纳米二氧化硅表面的羟基(—OH)、其余的 O 和 Si。

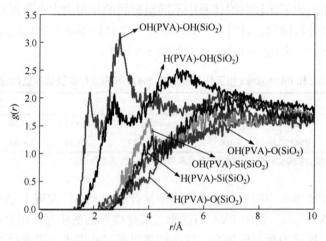

图 5-21　PVA/silica 相互作用模型中存在主要相互作用官能团和原子的对相关函数

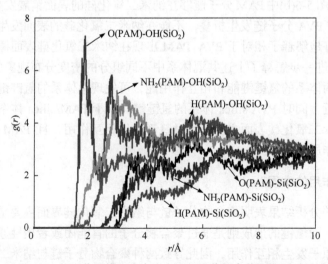

图 5-22　PAM/silica 相互作用模型中存在主要相互作用官能团和原子的对相关函数

图 5-21 为 PVA 与纳米二氧化硅相互作用模型中存在主要相互作用官能团和原子的对相关函数。从图中可以发现 OH(PVA)与 OH(SiO$_2$)的对相关函数在 $r =$ 2.0Å 与 $r =$ 3.0Å 附近存在两个峰值，说明 PVA 分子链中的羟基与纳米二氧化硅表面的羟基主要通过氢键发生相互作用，且氢键作用较强。OH(PVA)与 Si(SiO$_2$)的对相关函数在 $r =$ 4.0Å 附近出现了一个峰值，但不是最大峰值，同样说明 PVA 中有少部分羟基与 Si 存在较强的范德华力作用，其余为弱范德华力作用。H(PVA)与 OH(SiO$_2$)的对相关函数分别在 $r =$ 2.5Å 和 $r =$ 4.8Å 附近存在峰值，且 $r =$ 2.5Å 处的峰值小于 $r =$ 4.8Å 处的峰值，说明在 PVA 分子链中与碳原子直接相连的氢原子只有少部分与纳米二氧化硅表面的羟基存在氢键作用，大部分是范德华力作用。此外，其他对相关函数的峰值均位于 $r > 5$Å 的范围，说明其余官能团、原子间主要是弱范德华力作用。

图 5-22 为 PAM 与纳米二氧化硅相互作用模型中存在主要相互作用官能团和原子的对相关函数。O(PAM)与 OH(SiO$_2$)的对相关函数分别在 $r =$ 1.9Å 与 $r =$ 2.8Å 附近出现两个较为明显的峰值，说明 PAM 分子链中的羰基氧原子能够与纳米二氧化硅表面的羟基之间存在很强的氢键作用。此外，O(PAM)与 Si(SiO$_2$)的对相关函数在 $r =$ 3.6Å 和 $r =$ 4.8Å 处出现了两个很明显的峰值，这是范德华力的作用范围，表明 PAM 分子链中的羰基 O 与纳米二氧化硅表面的 Si 存在较强的范德华力作用。NH$_2$(PAM)与 OH(SiO$_2$)间的对相关函数在 $r =$ 2.9～3.2Å 出现了一个明显的峰值，表明 PAM 中的氨基与纳米二氧化硅表面的羟基存在氢键作用。此外，NH$_2$(PAM)与 Si(SiO$_2$)的对相关函数在 $r =$ 4.5Å 和 $r =$ 6.5Å 处出现了两个峰值，表明二者之间存在较强的范德华力作用。类似地，H(PAM)与 OH(SiO$_2$)之间的对相关函数在 $r =$ 2.8Å 和 $r =$ 5.8Å 位置出现了两个峰值，且 $r =$ 5.8Å 位置处的峰值相对较大，表明 PAM 分子链中只有一小部分与碳原子直接相连的氢原子和纳米二氧化硅表面的羟基存在氢键作用，大部分是范德华力作用。最后，其他原子或官能团的对相关函数峰值不是很明显，即它们之间存在较弱的范德华力作用。

因此，对相关函数分析表明，聚合物分子容易被吸附在纳米二氧化硅粒子表面的根本原因，主要是聚合物分子链上的极性官能团能够与纳米二氧化硅表面的羟基形成氢键。此外，与 PVA 分子链比较，相同分子量的 PAM 与纳米二氧化硅的作用更强，这与表 5-4 中体系结合能的计算结果相符。这一结论从本质上解释了为什么相对于 PVA，PAM 更容易吸附在纳米粒子表面。纳米二氧化硅粒子与聚合物间较强的氢键作用使得聚合物更倾向于吸附在其表面，从而加强了共混体系中不同组分间的作用力，最终在宏观层面表现为共混材料的机械性能、抗摩擦性能得到了提高。

5.6　本章小结

本章通过改变 PVA/PAM 共混体系中的分子链数目，构建不同纳米二氧化硅含量的 PVA/PAM/silica 共混材料模型，借助分子动力学模拟方法分别从体系中不同组分浓度分布、力学性能、自由体积分数、高分子链动态特性、X 射线衍射的角度研究了纳米二氧化硅对 PVA/PAM 共混体系性能的影响。主要包括以下内容：

(1) 构建了不同纳米二氧化硅含量 PVA/PAM/silica 共混材料模型，分别从组分浓度分布、力学性能、自由体积分数、高分子链动态特性、X 射线衍射模拟的不同角度研究了纳米二氧化硅对 PVA/PAM 共混体系性能的影响，得到了纳米二氧化硅含量对共混体系基本特性的影响规律。

(2) 建立了纯 PVA/PAM 和 PVA/PAM/silica 共混材料的摩擦副模型，并实现了摩擦过程的动态模拟，分析了纳米二氧化硅粒子对 PVA/PAM 共混材料摩擦性能的影响。结果表明纳米二氧化硅粒子能够显著提高共混材料的摩擦性能，纳米二氧化硅的加入使得共混材料的磨损率降低了约 35.8%。

(3) 设计、构建了 PVA、PAM 分子与纳米二氧化硅的界面相互作用模型，计算分析了相互作用模型的结合能以及不同原子、基团间的对相关函数，明确了纳米二氧化硅在 PVA/PAM 共混体系中的增韧机理。

参 考 文 献

[1] Nayak R K, Mahato K K, Routara B C, et al. Evaluation of mechanical properties of Al₂O₃ and TiO₂ nano filled enhanced glass fiber reinforced polymer composites[J]. Journal of Applied Polymer Science, 2016, 133(47): 44274.

[2] Nayak R K, Mahato K K, Ray B C. Water absorption behavior, mechanical and thermal properties of nano TiO₂ enhanced glass fiber reinforced polymer composites[J]. Composites Part A—Applied Science and Manufacturing, 2016, 90: 736-747.

[3] Soumya S, Kumar S N, Mohamed A P, et al. Silanated nano ZnO hybrid embedded PMMA polymer coatings on cotton fabrics for near-IR reflective, antifungal cool-textiles[J]. New Journal of Chemistry, 2016, 40(8): 7210-7221.

[4] Dil E J, Virgilio N, Favis B D. The effect of the interfacial assembly of nano-silica in poly(lactic acid)/poly(butylene adipate-co-terephthalate)blends on morphology, rheology and mechanical properties[J]. European Polymer Journal, 2016, 85: 635-646.

[5] Fallah S, Nematzadeh M. Mechanical properties and durability of high-strength concrete containing macro-polymeric and polypropylene fibers with nano-silica and silica fume[J]. Construction and Building Materials, 2017, 132: 170-187.

[6] Hao X Q, Kaschta J, Schubert D W. Viscous and elastic properties of polylactide melts filled with

silica particles: Effect of particle size and concentration[J]. Composites Part B, 2016, 89: 44-53.

[7] Griffin M, Nayyer L, Butler P E, et al. Development of mechano-responsive polymeric scaffolds using functionalized silica nano-fillers for the control of cellular functions[J]. Nanomedicine-Nanotechnology Biology and Medicine, 2016, 12(6): 1725-1733.

[8] Yang M L, Xia Y Z, Wang Y X, et al. Preparation and property investigation of crosslinked alginate/silicon dioxide nanocomposite films[J]. Journal of Applied Polymer Science, 2016, 133(22): 43489.

[9] Malaki M, Hashemzadeh Y, Karevan M. Effect of nano-silica on the mechanical properties of acrylic polyurethane coatings[J]. Progress in Organic Coatings, 2016, 101: 477-485.

[10] Pattnaik S, Nethala S, Tripathi A, et al. Chitosan scaffolds containing silicon dioxide and zirconia nano particles for bone tissue engineering[J]. International Journal of Biological Macromolecules, 2011, 49(5): 1167-1172.

[11] Wilmowsky C, Vairaktaris E, Pohle D, et al. Effects of bioactive glass and beta-TCP containing three-dimensional laser sintered polyetheretherketone composites on osteoblasts in vitro[J]. Journal of Biomedical Materials Research, Part A, 2008, 87(4): 896-902.

[12] Ghanaati S M, Thimm B W, Unger R E, et al. Collagen-embedded hydroxylapatite-beta-tricalcium phosphate-silicon dioxide bone substitute granules assist rapid vascularization and promote cell growth[J]. Biomedical Materials, 2010, 5(2): 025004.

[13] Jin T, Li X Y, Sun H Q. Interaction mechanisms between poly(amido-amine) and nano-silicon dioxide[J]. International Journal of Quantum Chemistry, 2013, 113(8): 1213-1224.

[14] Zhang Z, Wang S C, Zhang J, et al. Self-formation of elastomer network assisted by nano-silicon dioxide particles: A simple and efficient route toward polymer nanocomposites with simultaneous improved toughness and stiffness[J]. Chemical Engineering Journal, 2016, 285: 439-448.

[15] Sakineh A, Mehdi H, Mohammad A. Preparation and investigation of novel PVA/silica nanocomposites with potential application in NLO[J]. Polymer-Plastics Technology and Engineering, 2015, 54(2): 192-201.

[16] Wang J J, Zhu X L, Lu X H, et al. On structures and properties of polyethylene during heating and cooling processes based on molecular dynamics simulations[J]. Computational and Theoretical Chemistry, 2015, 1052: 26-34.

[17] Jawalkar S S, Aminabhavi T M. Molecular dynamics simulations to compute diffusion coefficients of gases into polydimethylsiloxane and poly{(1,5-naphthalene)-co-[1,4-durene-2,2'-bis(3,4-dicarboxyl phenyl)hexafluoropropanediimide]}[J]. Polymer International, 2007, 56(7): 928-934.

[18] Shariatinia Z, Jalali A M, Taromi F A. Molecular dynamics simulations on desulfurization of n-octane/thiophene mixture using silica filled polydimethylsiloxane nanocomposite membranes[J]. Modelling and Simulation in Materials Science and Engineering, 2016, 24(3): 035002.

第6章 PVA/PAM 共混体系中纳米二氧化硅粒子团聚行为

6.1 引　言

第 5 章的研究结果表明，在 PVA/PAM 共混材料中添加纳米二氧化硅粒子能够明显地改善 PVA/PAM 高分子复合材料力学性能。但纳米二氧化硅表面存在大量的羟基基团，使纳米二氧化硅之间存在强烈的团聚力[1]，在体系中容易发生团聚现象。因此，PVA/PAM/silica 共混材料的制备和应用面临的最大挑战是如何保证纳米二氧化硅粒子在 PVA/PAM 基体中良好的分散。当前，常用的方法是对纳米二氧化硅的表面进行改性，从而破坏纳米二氧化硅之间的团聚力[2-3]。但是改性的过程不仅会使纳米二氧化硅材料受到污染，而且还会给生物医用材料的制备带来困难。因此，研究影响 PVA/PAM 共混体系中纳米二氧化硅团聚行为的因素对制备理想的 PVA/PAM/silica 复合水凝胶生物材料具有极其重要的意义。但是，纳米粒子在聚合物中的形态以及其对聚合物相态行为的影响是一种介观现象，超出了分子动力学模拟所能到达的时间尺度和空间尺度，同时也是传统的实验方法和观测手段难以研究的。耗散粒子动力学模拟被认为是研究聚合物共混体系相态和结构的一种有效手段，在薄膜[4]、共混[5]、胶束[6]、嵌段共聚物自组装[7]及表面活性剂[8]等领域的微观性质研究工作中发挥着不可替代的作用。

本章通过耗散粒子动力学模拟方法研究了 PVA/PAM/silica 共混水凝胶体系的相态行为及结构特征，并从介观层面研究了聚合物组分比、纳米粒子含量、温度、剪切速率等因素对体系中纳米二氧化硅粒子团聚行为的影响，从而为医用 PVA/PAM/silica 复合水凝胶生物材料的设计和制备提供理论指导。

6.2　粗粒化处理和相互作用参数

6.2.1　粗粒化处理

对于 DPD 模拟，分子粗粒化模型的构建是一个非常重要的过程，直接影响着模拟结果的准确性[9]。本章将 PVA 的一个重复单元简化为一个珠子，PAM 的一个重复单元简化一个珠子，3 个水分子简化为一个珠子，1 个纳米二氧化硅分子简化为一个珠子。PVA、PAM 重复单元数的选取与第 5 章一致，分别为 50、31。图 6-1 为 PVA、

PAM、H₂O、纳米二氧化硅化学结构及其粗粒化模型。

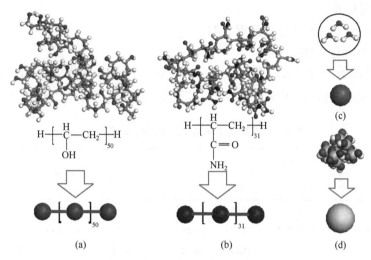

图 6-1　建模过程中各种物质的化学结构及其粗粒化模型

(a) PVA；(b) PAM；(c) H₂O；(d) 纳米二氧化硅

6.2.2　相互作用参数

在 DPD 模拟中，不同珠子间的排斥参数可以根据 Flory-Huggins 相互作用参数计算得到[10]：

$$\alpha_{ij} = \alpha_{ii} + 3.27\chi_{ij} \tag{6-1}$$

式中，

α_{ij}——同类珠子之间的排斥参数；

χ_{ij}——Flory-Huggins 相互作用参数；

α_{ii}——与模拟体系中珠子密度和 Flory-Huggins 相互作用参数相关。根据文献[11]定义，同类珠子间排斥参数与珠子密度满足如下关系：

$$\alpha_{ii} = \frac{75k_BT}{\rho} \tag{6-2}$$

式中，

ρ——珠子密度，取值为3；

T——体系温度；

k_B——玻尔兹曼常数。

本章中，χ_{ij} 是通过计算混合能的方法获得的，其计算公式如下[12-13]：

$$\chi_{ij} = z\left[\frac{E_{ij} - 1/2(E_{ii} + E_{jj})}{RT}\right] \tag{6-3}$$

式中，

　　z——配位数；

　　E_{ij}——不同组分 i 和 j 间的混合能；

　　R——为理想气体常数。

　　每一对珠子间的 χ_{ij} 都是借助 Materials Studio 的 Blends 模块在不同温度下采用 COMPASS 力场计算所得。表 6-1 为不同珠子间的 χ_{ij} 和 α_{ij} 的计算结果。

表 6-1　不同温度环境下珠子间的 χ_{ij} 和 α_{ij}

珠子对	298K		328K		358K	
	χ_{ij}	α_{ij}	χ_{ij}	α_{ij}	χ_{ij}	α_{ij}
PVA-PVA	0.00	25.00	0.00	27.52	0.00	30.03
PVA-H$_2$O	0.23、0.22[14]	25.75	0.20	28.17	0.18	30.61
PVA-PAM	0.15	25.49	0.14	27.98	0.12	30.42
PVA-silica	4.17	38.65	3.62	39.35	3.12	40.23
PAM-PAM	0.00	25.00	0.00	27.52	0.00	30.03
PAM-H$_2$O	0.57	26.88	0.49	29.12	0.42	31.41
PAM-silica	2.48	33.11	2.25	34.88	2.01	36.60
H$_2$O-silica	6.35	45.75	5.39	45.15	4.38	44.36
H$_2$O-H$_2$O	0.00	25.00	0.00	27.52	0.00	30.03
silica-silica	−0.44	23.55	−0.52	26.82	−0.61	28.04

　　本章所有 DPD 模拟均是在 NVT 系综的宏观约束条件进行的，且采用的是周期性边界条件。模拟所用盒子的尺寸为 10nm×10nm×10nm，珠子密度设置为 3。模拟时间步长 Δt =0.05，总步数为 50000 步。弹簧常数为 4.0，耗散力系数设置为 4.5。构建的共混体系中高分子聚合物所占体积比保持 20%，纳米二氧化硅和水的体积之和占 80%，不同的珠子均匀装入初始模拟盒。此外，粗粒化过程中定义每个珠子的分子量为 54，珠子直径为 6.46Å，这意味着每立方直径的单元体中含有 3 个珠子，因此本章所建模型中共有 11130 个珠子。当体系的模拟温度分别为 298K、328K、358K 时，$k_B T$ 分别取值为 1、1.1、1.2。

6.3　纳米二氧化硅团聚的动力学过程及模型的平衡判断

6.3.1　纳米二氧化硅团聚的动力学过程

　　应用 DPD 模拟可以捕捉到共混体系中纳米二氧化硅聚集的动力学过程，从而帮助研究人员对共混体系的形貌结构变化有一个更深入的了解。因此，本章通过构建 10%PVA/10%PAM/2%silica 共混水凝胶(PVA/PAM/silica 组分比为 10%：10%：2%)来分析共混水凝胶体系组分形态结构的动态过程。图 6-2 为10%PVA/10%PAM/2%silica 共混水凝胶体系中纳米二氧化硅珠子团聚行为的动力学过程。图 6-3 为不同模拟时刻体系中纳米二氧化硅珠子沿 Z 轴(0 0 1)方向的相对浓度分布。为了清楚地显示共混体系中聚合物和纳米二氧化硅的形貌变化，水珠子未显示。

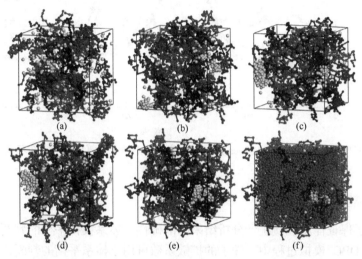

图 6-2　10%PVA/10%PAM/2%silica 共混水凝胶体系中纳米二氧化硅珠子团聚行为的动力学过程
(a) 500 步；(b) 5000 步；(c) 15000 步；(d) 20000 步；(e) 50000 步；(f) 模拟 50000 步时显现所有粒子的共混水凝胶体系

　　由图 6-2 可以很容易发现，模拟开始时纳米二氧化硅珠子是随机地分散在 PVA/PAM 共混水凝胶体系中，见图 6-2(a)。但随着模拟时间的增加，纳米二氧化硅珠子不断聚集，且聚集体的数目减少、尺寸增加，见图 6-2(b)～(e)，同时，分散的纳米二氧化硅珠子也越来越少。为了进一步研究纳米二氧化硅在水凝胶中的聚集行为，对上述共混水凝胶体系模拟过程中的纳米二氧化硅珠子的浓度分布进行了计算(图 6-3)。通过浓度分布函数峰值的数目和大小可以判断体系中纳米二氧化硅团聚颗粒的数目和团聚颗粒的大小，峰值越多表明体系中团聚颗粒的数目越多。类似地，浓度分布函数峰值越大，表明团聚颗粒的尺寸越大，团聚现象更为明显。图 6-3 分析结果表明，随着模拟时间增加，共混水凝胶中纳米二氧化硅珠子团聚颗粒数目在不断减少，而尺寸在不断增加，这与图 6-2 中纳米二氧化硅的团聚行为是相对应的。

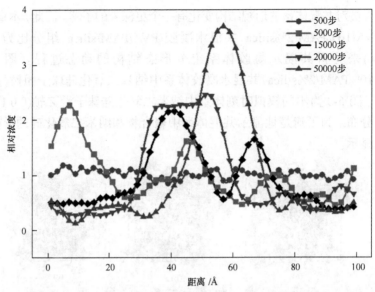

图 6-3　10%PVA/10%PAM/2%silica 共混水凝胶体系中纳米二氧化硅珠子在不同模拟步数的相对浓度分布

6.3.2　模型的平衡判断

为了保证体系性质统计分析结果的准确性，体系模拟平衡的判断是至关重要的。在 DPD 模拟过程中，珠子的扩散系数可用于体系平衡的判断，当体系中各珠子的扩散系数趋于恒值时，可认为体系已达到平衡。图 6-4 为 10%PVA/10%PAM/

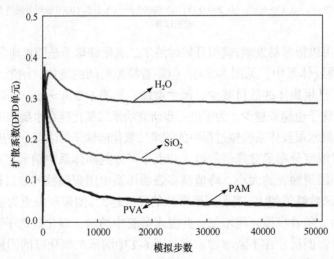

图 6-4　10%PVA/10%PAM/2%silica 共混水凝胶体系中不同珠子扩散系数随模拟步数变化的曲线

2%silica 共混水凝胶体系中不同珠子扩散系数随模拟步数变化的曲线,可以看出,体系中各珠子的扩散系数在 30000 步以后趋于稳定,因此模拟总步数为 50000 是足够体系达到平衡的。

6.4　不同因素对纳米二氧化硅粒子团聚行为的影响

6.4.1　纳米二氧化硅粒子含量的影响

　　均匀分散的纳米二氧化硅能够明显提高聚合物的机械性能,且纳米二氧化硅含量越高,力学性能越好。但是随着体系中纳米二氧化硅含量的增加,纳米二氧化硅无法均匀地分散在体系中,纳米二氧化硅粒子的团聚行为很容易导致共混材料发生应力集中,极大地削弱聚合物原有的力学性能。因此,加入合适含量的纳米二氧化硅,对理想共混水凝胶的制备十分重要。为了研究共混体系中纳米二氧化硅对 PVA/PAM/silica 共混水凝胶体系中纳米二氧化硅分散特性的影响,分别建立了纳米二氧化硅含量为 0.0%、0.5%、1.0%、1.5%、2.0%、2.5%的 PVA/PAM/silica 共混水凝胶模型,且体系中 PVA 和 PAM 的含量均为 10%。图 6-5 为 298K 温度环境下 DPD 模拟平衡后共混水凝胶体系的平衡模型。图 6-6为与图 6-5 对应共混水凝胶体系中纳米二氧化硅的相对浓度分布。

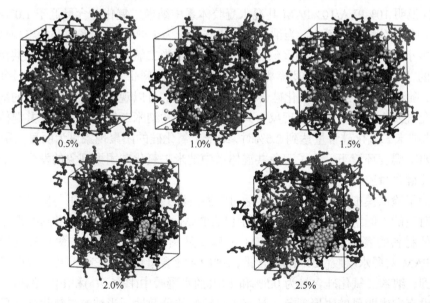

图 6-5　不同纳米二氧化硅含量 10%PVA/10%PAM 共混水凝胶体系的平衡模型

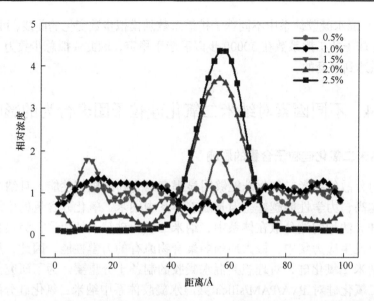

图 6-6　10%PVA/10%PAM 共混水凝胶体系中不同含量纳米二氧化硅的相对浓度分布

　　结合图 6-5 的平衡构象和图 6-6 中纳米二氧化硅含量对相对浓度分布影响的分析结果，可以明显地发现，当共混水凝胶体系中纳米二氧化硅的含量为 0.5% 和 1.0% 时，纳米二氧化硅在体系中的分散性很好，没有发生纳米二氧化硅的团聚现象。这说明 10%PVA/10%PAM 共混水凝胶体系中纳米二氧化硅含量低于 1.0% 时，可以均匀地分散在体系中。当纳米二氧化硅含量为 1.5% 时，体系中开始出现部分体积极小的纳米二氧化硅团聚颗粒，但大部分纳米二氧化硅是均匀分散在共混体系中的，即此时体积极小的团聚颗粒并不会给共混材料带来应力集中的消极影响。但是，随着体系中纳米二氧化硅含量增加到 2.0%，可以观察到此时体系中的纳米二氧化硅发生了明显的团聚现象，只有极少部分的纳米二氧化硅分散在共混体系中。当纳米二氧化硅含量达到 2.5% 时，纳米二氧化硅的团聚现象更为明显。因此，在 298K 温度环境下，为了避免共混体系中纳米二氧化硅团聚现象的发生，纳米二氧化硅含量应低于 1.5%。

　　为了验证模拟结果的可靠性，通过常温溶液共混的方法制备了与图 6-5 计算模型对应的不同纳米二氧化硅含量的 PVA/PAM 共混水凝胶材料，并对共混水凝胶基体材料的表面形貌进行了 SEM 实验。从图 6-7 不同纳米二氧化硅含量的 PVA/PAM 共混水凝胶(10% PVA 含量，10% PAM 含量)表面 SEM 照片可以明显地观察到，纳米二氧化硅含量为 0.5% 和 1.0% 的水凝胶中(图 6-7(a)和(b))，纳米二氧化硅没有发生明显的团聚现象，具有相对较好的分散性。当纳米二氧化硅含量为 1.5% 时(图 6-7(c))，纳米二氧化硅开始出现了轻微的团聚现象。当纳米二氧化硅含量为 2.0% 和 2.5% 时(图 6-7(d)和(e))，纳米二氧化硅的团聚现象非常明显，且团聚现象随体系中纳米二氧化硅含量的增加而变得明显。因此，SEM 的分析结果与模拟结果完全一致，说明所建模型和方法是可靠的。

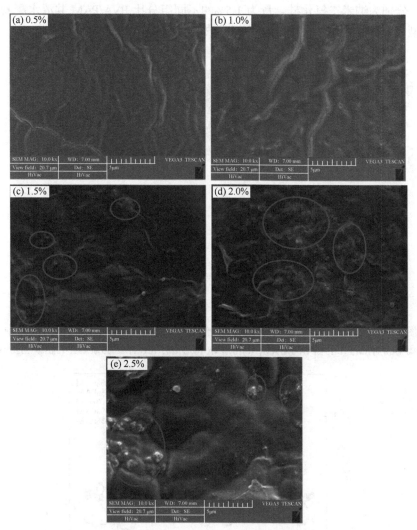

图 6-7　不同纳米二氧化硅含量 10%PVA/10%PAM 共混水凝胶表面的 SEM 照片(放大倍率：10000)

6.4.2　聚合物组分比的影响

　　通过上述分析可知，在 10%PVA/10%PAM 共混水凝胶中为确保纳米二氧化硅不发生明显的团聚现象，体系中纳米二氧化硅的含量应低于 1.5%。因此，为了研究聚合物组分比对纳米二氧化硅珠子分散特性的影响，本节将体系中纳米二氧化硅含量设定为 1.5%，通过改变共混体系中 PVA 和 PAM 聚合物的组分比

(20%PVA/0%PAM、15%PVA/5%PAM、10%PVA/10%PAM、5%PVA/15%PAM 及 0%PVA/20%PAM)构建模型,并在 298K 温度下对模型进行 DPD 模拟。图 6-8 和图 6-9 分别为纳米二氧化硅含量为 1.5%的不同组分比 PVA/PAM 共混水凝胶的平衡模型以及体系中纳米二氧化硅的相对浓度分布。

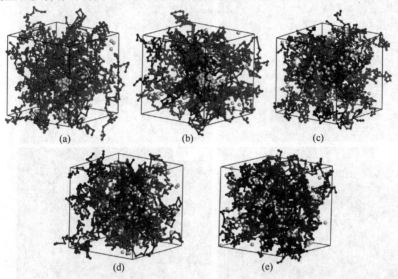

图 6-8　纳米二氧化硅含量为 1.5%时不同组分比 PVA/PAM 共混水凝胶的平衡模型

(a) 20%PVA/0%PAM;(b)15%PVA/5%PAM;(c)10%PVA/10%PAM;(d)5%PVA/15%PAM;(e)0%PVA/20%PAM

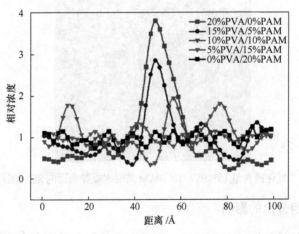

图 6-9　纳米二氧化硅含量为 1.5%时不同组分比 PVA/PAM 共混水凝胶体系中纳米二氧化硅的
相对浓度分布

　　通过分析图 6-8 和图 6-9,很容易发现当体系中纳米二氧化硅含量为 1.5%时,纳米二氧化硅在纯 PVA 体系中团聚现象最为明显,在纯 PAM 体系中的分散性最好。也就是说随着体系中 PAM 含量的增加，纳米二氧化硅珠子的分散性能变得越来越好。产生这一现象的原因主要是相对于 PVA，PAM 与纳米二氧化硅间存在更强的相互作用力，这一作用力限制了体系中纳米二氧化硅的自由扩散，减少了体系中纳米二氧化硅珠子间接触的机会，从而阻碍了纳米二氧化硅的团聚。为了进一步验证共混体系中聚合物组分对纳米二氧化硅扩散行为的影响，对图 6-8 不同组分比 PVA/PAM 共混模型中纳米二氧化硅珠子的均方位移进行了计算，而粒子的扩散系数可通过均方位移曲线的斜率来表征，即均方位移曲线斜率越大，珠子的扩散能力就越强。从图 6-10 的均方位移计算结果可知，随着共混水凝胶体系中 PAM 含量的提高，纳米二氧化硅珠子的扩散能力变差。这说明共混体系中 PAM 与 PVA 的组分比对纳米二氧化硅的扩散行为有显著影响，体系中 PAM 含量的增加会削弱纳米二氧化硅的扩散，减少纳米二氧化硅的接触机会，最终影响到体系中纳米二氧化硅颗粒的分散性。

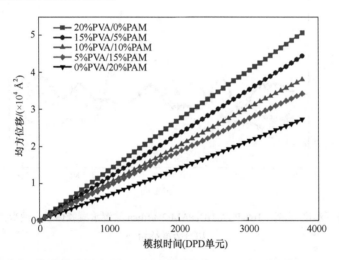

图 6-10　纳米二氧化硅含量为 1.5%时不同组分比 PVA/PAM 共混模型中纳米二氧化硅
珠子的均方位移

6.4.3　温度的影响

在 PVA/PAM/silica 共混水凝胶的制备过程中，加工温度显著地影响共混水凝胶的成型和性能，特别是体系中纳米二氧化硅的分散性。因此，研究温度对纳米二氧化硅分散性的影响，建立温度对纳米二氧化硅分散特性的影响规律，对 PVA/PAM/silica 共混水凝胶的制备极其重要。本章通过计算不同温度下珠子间 Flory-Huggins 相互作用参数(表 6-1)，并选取 10%PVA/10%PAM/2%silica 共混水凝胶模型，分别在 298K、328K、358K 的温度环境下进行了 DPD 模拟。图 6-11、图 6-12 分别为 3 个不同温度环境下模拟得到的平衡构象以及体系中纳米二氧化硅珠子的相对浓度分布。

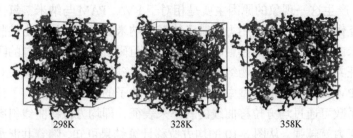

298K　　　　　　　328K　　　　　　　358K

图 6-11　不同温度环境下 10%PVA/10%PAM/2%silica 共混水凝胶体系的平衡构象

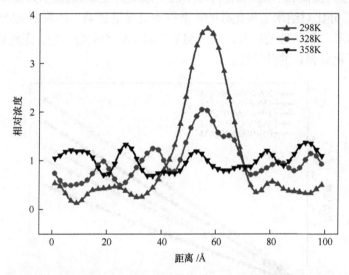

图 6-12　不同温度环境下 10%PVA/10%PAM/2%silica 共混水凝胶体系中纳米二氧化硅的
相对浓度分布

　　由图 6-11 可以观察到在 298K 的温度下，共混水凝胶体系中纳米二氧化硅珠子发生了明显的团聚现象，且团聚颗粒尺寸较大。当温度为 328K 时，大部分纳米二氧化硅珠子还是团聚在一起，但是团聚颗粒的数目增多、尺寸减小。当温度达到 358K 时，体系中纳米二氧化硅的分散性较好，几乎很难发现纳米二氧化硅的团聚颗粒。这一现象与图 6-12 的纳米二氧化硅相对浓度分布结果完全一致。产生这一现象的主要原因是随着体系模拟温度的升高，珠子间的 Flory-Huggins 相互作用参数减小，各组分珠子间的相互排斥作用减弱，因此共混水凝胶体系中各组分珠子的相容性增加，体系变得更加相容。特别是对于纳米二氧化硅珠子，相比纳米二氧化硅珠子与体系中其他珠子间排斥力的减小，纳米二氧化硅珠子间引力的增大几乎可以忽略。因此，在共混水凝胶制备工艺允许的温度范围内，较高的温度更有利于纳米二氧化硅在共混水凝胶中分布均匀。

6.4.4　剪切速率的影响

为了探索剪切速率对共混体系中纳米二氧化硅团聚现象的影响，本章选取 10%PVA/10%PAM/1.5%silica 共混水凝胶作为模拟对象，并将所建初始模型分别置于 0.00、0.04、0.08、0.12、0.16 的稳恒剪切速率环境下进行 DPD 模拟，图 6-13 为不同剪切速率下共混体系的平衡构象，图 6-14 为与图 6-13 对应平衡构象中纳米二氧化硅的相对浓度分布。

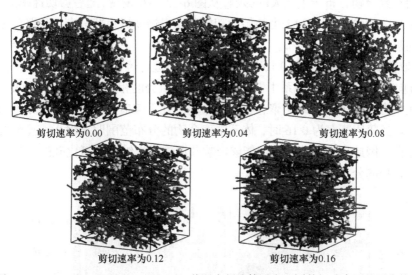

图 6-13　10%PVA/10%PAM/1.5%silica 共混水凝胶体系在不同剪切速率下的平衡构象

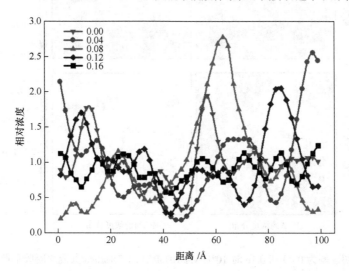

图 6-14　不同剪切速率下 10%PVA/10%PAM/1.5%silica 共混水凝胶平衡构象中纳米二氧化硅相对浓度分布

　　通过分析图 6-13 不同剪切速率下 10%PVA/10%PAM/1.5%silica 共混水凝胶体系的平衡构象以及图 6-14 中纳米二氧化硅的相对浓度分布可以发现，当剪切速率在 0.00～0.08 时(图 6-13(a)～(c))，随着剪切速率的增加，体系中纳米二氧化硅的团聚现象越来越明显。但是随着剪切速率继续增加(图 6-13(d)和(e))，共混体系中纳米二氧化硅的分散性越来越好，特别是在剪切速率为 0.16 时(图 6-13(e))，体系中的纳米二氧化硅几乎可以看成是均匀分散在共混体系中。但是较大剪切速率的作用会对聚合物分布产生很大的影响，从图 6-13 不难发现，随着剪切速率的增加，体系中聚合物(PVA 和 PAM)由初始的随机分布慢慢变成束状分布，即聚合物沿剪切方向被拉长，呈线状分布。为了进一步证实剪切速率对体系中聚合物分布的影响，选取剪切速率为 0.00 和 0.16 的两个平衡模型进行聚合物相对浓度分布分析(沿 Z 轴方向)，从图 6-15 两体系中 PAM 和 PVA 两组分的相对浓度分布可以发现，在剪切速率为 0.00 时，体系中聚合物的分布范围几乎覆盖整个截面，即分布相对较为均匀。当剪切速率为 0.16 时，体系中聚合物的分布范围明显缩小，甚至出现了很多空白。因此，剪切速率不仅能够影响共混体系中纳米二氧化硅的分布，也能影响聚合物的分布及形貌。

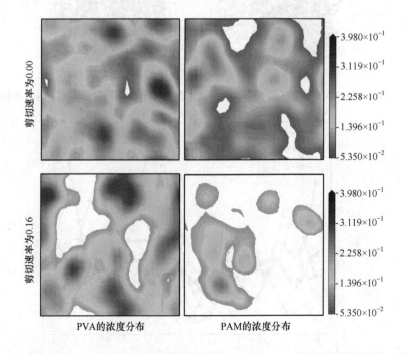

图 6-15　剪切速率为 0.00 和 0.16 时 10%PVA/10%PAM/1.5%silica 共混水凝胶平衡体系中 PVA 和 PAM 的相对浓度分布

6.5　本 章 小 结

本章通过对共混水凝胶体系中不同组分进行粗粒化，构建了不同组分比的 PVA/PAM/silica 共混水凝胶体系的介观模型。应用耗散粒子动力学的介观模拟方法，分别从共混体系的平衡构象、纳米二氧化硅珠子的相对浓度分布等方面研究了共混水凝胶体系中纳米二氧化硅含量、聚合物组分比、温度、剪切速率等因素对体系中纳米二氧化硅粒子团聚行为的影响。主要包括以下内容：

(1) 构建了不同组分含量的 PVA/PAM/silica 共混水凝胶体系的介观模型，通过计算不同组分间的混合能得到了粗粒化模型中不同珠子间的 Flory-Huggins 相互作用参数，且计算结果与文献值接近。

(2) 研究了体系中纳米二氧化硅含量对其团聚行为的影响，结果表明，当体系中纳米二氧化硅含量低于 1.5% 时，其分散性较好，无明显的团聚现象。

(3) 研究了聚合物组分比、体系温度对体系中纳米二氧化硅团聚行为的影响，结果表明，当共混水凝胶体系中 PAM 含量增加，温度升高时，体系中纳米二氧化硅的分散性变好。

(4) 研究了剪切速率对体系中纳米二氧化硅团聚行为的影响，结果表明，当剪切速率低于 0.12 时，体系中纳米二氧化硅的分散性随着剪切速率的升高而变差，而当剪切速率高于 0.12 时，纳米二氧化硅的分散性随着剪切速率的升高而变好，但同时共混水凝胶体系中聚合物的均匀性遭到破坏。

参 考 文 献

[1] Horie M, Nishio K, Kato H, et al. Evaluation of cellular effects of silicon dioxide nanoparticles[J]. Toxicology Mechanisms and Methods, 2014, 24: 196-203.

[2] Zhou H Z, Liu H Y, Zhou H M, et al. On adhesive properties of nano-silica/epoxy bonded single-lap joints [J]. Materials & Design, 2016,95:212-218.

[3] Vaziri H S, Omaraei I A, Abadyan M, et al. Thermophysical and rheological behavior of polystyrene/silica nanocomposites: Investigation of nanoparticle content [J]. Materials and Design, 2011, 32(8-9): 4537-4542.

[4] Tang Y H, He Y D, Wang X L. Investigation on the membrane formation process of polymer-diluent system via thermally induced phase separation accompanied with mass transfer across the interface: Dissipative particle dynamics simulation and its experimental verification [J]. Journal of Membrane Science, 2015, 474: 196-206.

[5] Zhang H P, Luo X G, Lin X Y, et al. Polycaprolactone/chitosan blends: Simulation and experimental design [J]. Materials and Design, 2016, 90: 396-402.

[6] Zhao Y, Liu Y T, Lu Z Y, et al. Effect of molecular architecture on the morphology diversity of the multicompartment micelles: A dissipative particle dynamics simulation study [J]. Polymer, 2008,

49(22): 4899-4909.

[7] Luo Z L, Jiang J W. pH-sensitive drug loading/releasing in amphiphilic copolymer PAE-PEG: Integrating molecular dynamics and dissipative particle dynamics simulations [J]. Journal of Controlled Release, 2012, 162(1): 185-193.

[8] Wu H, Xu J B, He X F, et al. Mesoscopic simulation of self-assembly in surfactant oligomers by dissipative particle dynamics [J]. Colloids and Surfaces A: Physicochemical Engineering Aspects, 2006,290(1-3): 239-246.

[9] Guo X D, Tan J P K, Kim S H, et al. Computational studies on self-assembled paclitaxel structures: Templates for hierarchical block copolymer assemblies and sustained drug release[J]. Biomaterials, 2009, 30(33): 6556-6563.

[10] Groot R D, Warren P B. Dissipative particle dynamics: Bridging the gap between atomistic and mesoscopic simulation [J]. Journal of Chemical Physics, 1997, 107(11):4423-4435.

[11] Wen X F, Lan J L, Cai Z Q, et al. Dissipative particle dynamics simulation on drug loading/release in polyester-PEG dendrimer [J]. Journal of Nanopart Research, 2014, 16: 2403.

[12] Yang J Q, Zhang X L, Gao P, et al. Molecular dynamics and dissipative particle dynamics simulations of the miscibility and mechanical properties of GAP/DIANP blending systems [J]. RSC Advances, 2014, 4: 41934.

[13] Guo H Y, Qiu X Q, Zhou J. Self-assembled core-shell and Janus microphase separated structures of polymer blends in aqueous solution [J]. The Journal of Chemical Physics, 2013, 139(8): 084907.

[14] Sun D L, Zhou J. Dissipative particle dynamics simulation on messoscopic structures of nafion and PVA/nafion blend membranes [J]. ActaPhysico-ChimicaSinca, 2012, 28(4): 909-916.

第7章 SA/PVA 共混水凝胶基体材料的改性与性能研究

7.1 引　言

在当前组织工程研究工作中，海藻酸钠(SA)是制备组织工程水凝胶支架最常用的天然多糖之一[1-2]。在二价阳离子(如 Ca^{2+}、Ba^{2+}、Mg^{2+})的作用下，SA 可以被设计和制造成多孔支架，支持细胞增殖、迁移和分化，以及氧气和营养物质运输，为支架内部细胞提供一个模拟天然软组织[3]的高度水化三维环境。特别是 3D 打印技术的出现，使得 SA 水凝胶可以加工成任意复杂结构的多孔支架[4-6]。由于 SA 具有良好的生物相容性和温和生理条件下易凝胶化的优点，人们尝试将其应用于基于 3D 打印技术的软骨支架制备，结果表明 SA 水凝胶在体内外均能促进软骨细胞的增殖[7-8]。然而，SA 的低韧性极大地限制了其作为软骨支架的进一步临床应用。软骨组织通常具有较高的断裂韧性，能够承受较大的内外机械载荷[9]。

PVA 是一种水溶性合成高分子，具有良好的亲水性、生物相容性和韧性[10]，能够提高 SA 的韧性。PVA 作为一种生物聚合物，在不添加任何有毒交联剂的情况下，通过反复冷冻和解冻进行物理交联，这一特性也很适合制作水凝胶植入物[11-12]。大量研究表明，开发 SA 与 PVA 共混水凝胶是提高材料机械性能的有效途径之一[13-15]。然而，对于 SA/PVA 共混水凝胶材料的设计和可打印性，特别是对原子水平微观结构和性能研究的报道和文献很少。水凝胶基体材料的微观结构和性能极其重要，不仅决定了宏观性能，而且直接影响其中细胞的生存环境[3,16]。

本章采用分子动力学模拟和实验结合的方法，研究了不同组分 SA/PVA 共混水凝胶的微观结构、物理化学性能以及可打印性。首先通过分子模拟的方法研究了水凝胶材料在原子水平上的微观结构和性能，为水凝胶材料的设计提供了理论依据。其次，采用两步交联法制备了不同组分的共混水凝胶，并进行了实验验证和表征。最后，通过 3D 打印技术制备系列多孔水凝胶支架，并通过观察所打印多孔支架的成型精度来判断 SA/PVA 混合前驱体的可打印性，实现最佳组分的优选。这些结果为 SA/PVA 共混水凝胶支架的设计和制备提供了依据。

7.2　模型构建和模拟细节

7.2.1　模型构建

海藻酸盐是一种线性共聚物，含有 β-*D*-(1→4)-甘露糖醛酸(M)和 α-*L*-(1→4)-古洛糖醛酸(G)残基，不同的序列取决于其分离的生物体和组织。许多研究表明，海藻酸盐的凝胶化主要是 Ca^{2+} 与 G 残基之间的强相互作用，使分子间缔合，形成海藻酸盐水凝胶[17-18]。因此，本书重点研究了仅由 α-*L*-(1→4)-古洛糖醛酸(G)残基组成的聚合链。此外，为了更好地比较模拟结果，分别构建了分子量相同的 SA 分子链和 PVA 分子链。根据分子结构式，分别构建了 6 个重复单元的 SA 分子链和 29 个重复单元的 PVA 分子链，如图 7-1(a)、(b)所示。分子链设计的详细原则可以参考文献[19]。

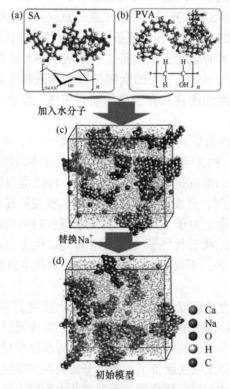

图 7-1　SA/PVA 共混水凝胶模型构建

(a) SA 分子链；(b) PVA 分子链；(c) SA/PVA 水凝胶前驱体初始模型；(d) SA/PVA 水凝胶初始模型。在混合模型中，所有的分子链、体系中的离子都用半径与对应原子范德华半径微球表示，水分子用线条表示

本章通过建立 6 种不同组分比(10∶0、9∶1、8∶2、7∶3、6∶4、5∶5)的 SA/PVA 共混水凝胶模型来研究组分比对其微观结构和性能的影响。利用非晶细胞 (Amorphous Cell)工具构建了含有 10 条聚合物链和 4380 个水分子的 SA/PVA 共混水凝胶模型。体系中的聚合物质量分数始终保持在 14%，从而确保支架在打印水凝胶前驱体时不会坍塌。初始密度设置为 0.6g/cm³，以确保体系中的聚合物链有足够的弛豫空间，避免分子链的缠绕和重叠(图 7-1(c))。根据电荷，每两个 Na⁺被一个 Ca²⁺取代(图 7-1(d))，以确保体系中的海藻酸盐分子链完全交联和电中性。随后，对初始模型进行几何优化和 MD 模拟，得到最终的平衡模型，用于仿真结果分析。SA/PVA 共混水凝胶平衡模型对应的参数如表 7-1 所示。

表 7-1　SA/PVA 共混水凝胶平衡模型的参数

平衡模型	模型组分	SA/PVA 组分比	PVA 含量/%	模拟密度/(g/cm³)	实验密度/(g/cm³)
10SA/0PVA	10 条 SA 分子链 4380 个水分子	10∶0	0	1.075	1.055
9SA/1PVA	9 条 SA 分子链 1 条 PVA 分子链 4380 个水分子	9∶1	1.4	1.085	1.063
8SA/2PVA	8 条 SA 分子链 2 条 PVA 分子链 4380 个水分子	8∶2	2.8	1.092	1.069
7SA/3PVA	7 条 SA 分子链 3 条 PVA 分子链 4380 个水分子	7∶3	4.2	1.103	1.073
6SA/4PVA	6 条 SA 分子链 4 条 PVA 分子链 4380 个水分子	6∶4	5.6	1.108	1.082
5SA/5PVA	5 条 SA 分子链 5 条 PVA 分子链 4380 个水分子	5∶5	7	1.116	1.092

7.2.2　模拟细节和平衡模型

(1) 几何优化。所构建的聚合物分子链及共混模型在进行分子动力学模拟之前，必须经过几何优化，使所建模型的能量最小化。几何优化过程中，迭代次数设置为 10000，最小收敛能量设置为 $1×10^{-4}$kcal/mol，位移偏差为 $5×10^{-6}$nm，力场使用 COMPASS 力场，静电力和范德华力采用基于原子的算法，且能量采用 Smart Minimizer 方法。

(2) MD 模拟。对于共混物的无定型晶胞模型，在进行几何优化后，必须进行 MD 模拟，这里 MD 模拟包括以下几个阶段。第一阶段，本章所有无定型晶胞模型先在 NVT 系综(T=298K)下进行 400ps 的 MD 计算，使得所构建的模型充分释放可能存在的张力。第二阶段，在 NPT 系综(P=1bar, T=298K)下进行一定时间的 MD 计算，计算过程中允许晶胞的形状和大小发生改变，从而使模型达到真实的密度，这一过程可在体系密度达到恒定时停止，本章的模拟时间为 200ps。第三阶段，在 NVT 系综下，298~498K 进行 5 次循环退火，温度梯度设置为 50K，每次退火时间为 20ps，从而得到最低能量构象。第四阶段，在 NVT 系综(T=298K)下进行额外的 100ps MD 模拟，以创建零初始应力状态，并将最后 50ps 的轨迹用于结果分析。此外，本章所有共混体系的 MD 模拟过程均是在 COMPASS 力场及 298K 温度下进行的，且其余模拟参数的设置与 3.2.1.2 小节保持一致。

经过一系列 MD 模拟后，得到不同组分比 SA/PVA 共混水凝胶的最终平衡模型。图 7-2 给出了 5SA/5PVA 共混水凝胶体系密度随模拟时间的变化曲线。

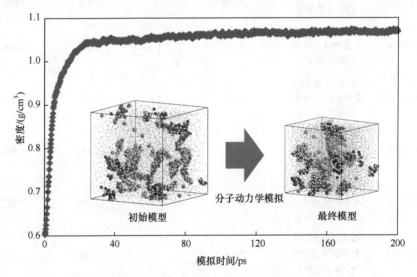

图 7-2　5SA/5PVA 共混水凝胶体系在 NPT-MD 模拟过程中的密度变化

7.3　材料和实验

7.3.1　材料

本章实验所用试剂的型号：海藻酸钠(CAS:9005-38-3，分子量为 5×10^6)，PVA(17-99，分子量为 80000)，氯化钙(分析纯)。

7.3.2　SA/PVA 共混水凝胶支架的制备

首先按照每组聚合物的组分比(10∶0、9∶1、8∶2、7∶3、6∶4、5∶5)分别对 SA 和 PVA 粉末进行称量，聚合物粉末的总质量为7g。其次将 PVA 粉末先溶于 43g 去离子水中，90℃连续搅拌，待 PVA 完全溶解后，再将 SA 粉末加入 PVA 溶液中，继而得到不同组成的混合物。将混合物大力搅拌，直到形成均匀的糊状溶液。再次，将得到的混合水凝胶前驱体在 37℃下保存 3h，去除其中的气泡。最后，将制备好的水凝胶前驱体装入打印管中，作为 3D 打印的备用生物墨水。

共混水凝胶支架打印工艺见图 7-3。采用基于气动点胶系统的自制生物打印机制备三维支架。通过 CAD/CAM 软件对预先设计好的支架结构进行编程，并借助自制生物打印机软件转换成 G 代码，最后逐层制作支架。锥形塑料打印喷嘴内径为 410μm，打印速度为 20mm/s，注入气压为 300～500kPa。由于高浓度水凝胶具有足够的机械强度，支架能够在不变形、不坍塌的情况下保持结构完整性。因此，可在不交联的情况下打印初始支架，制作完成后，将支架浸泡在 500mmol/L CaCl₂ 溶液中约 4h，每 30min 浸泡一次，然后将支架置于-20℃24h，再置于室温下 3h，此冻融过程重复 3 次。最后将所有支架转移到去离子水中用于测试备用。

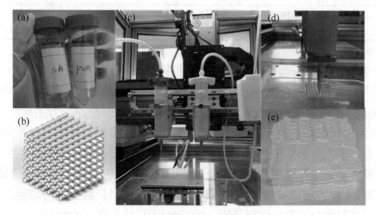

图 7-3　共混水凝胶支架打印工艺

(a) SA 和 PVA 水凝胶；(b) 多孔支架模型；(c) 自制生物打印机；(d) 打印过程；(e) SA/PVA 共混水凝胶支架

7.3.3　实验表征方法

采用分光光度计对样品的傅里叶变换红外光谱(FTIR)进行表征。在室温下进行测量，光谱扫描范围为 400～4000cm⁻¹，分辨率为 4cm⁻¹。样品被加载到衰减全反射(ATR)晶体区域并由一个压力臂固定。最后，对每个样本进行 40 次重复扫描并取平均值。

样品的 SEM 分析采用日立台式扫描电子显微镜在 15kV 加速电压下进行。样品在液氮中进行脆性断裂，然后真空镀金 30s。

采用电子万能试验机对试样的力学性能进行测试。根据 GB/T 1040—2018，拉伸试验温度为 25℃，拉伸速度为 5mm/min，测试 5 个平行试样，每个数据取平均值。

7.4　结果与讨论

7.4.1　SA 与 PVA 的相容性

SA 与 PVA 两种高分子材料的相容性对共混体系的结构、性能和相形态都有着决定性的作用，由前面章节知道可通过比较两种材料的溶度参数及其分项的大小来判断其相容性。假如两种材料的溶度参数差值小于 $2(\mathrm{J/cm^3})^{1/2}$，则说明两种材料的相容性较好，可以任意组分比例相容，大于 $2(\mathrm{J/cm^3})^{1/2}$，则表示相容性较差，甚至不容。SA 与 PVA 的溶度参数计算结果见表 7-2。

表 7-2　SA 与 PVA 的溶度参数

组分	$\delta_{\mathrm{VDW}}/(\mathrm{J/cm^3})^{1/2}$	$\delta_{\mathrm{elec}}/(\mathrm{J/cm^3})^{1/2}$	$\delta/(\mathrm{J/cm^3})^{1/2}$	
			计算结果	文献结果
SA	19.21±0.23	15.38±0.18	24.61±0.15	—
PVA	17.29±0.17	14.91±0.21	22.83±0.22	23.54 [20]

由表 7-2 可知，SA 与 PVA 溶度参数计算结果相差 $1.78(\mathrm{J/cm^3})^{1/2}$，小于临界值 $(2(\mathrm{J/cm^3})^{1/2})$，说明 SA 和 PVA 具有良好的混溶或相容性[21]。两种聚合物的 δ_{VDW} 均大于 δ_{elec}，表明体系中分子链间的相互作用主要是由范德华力主导。此外，计算所得 PVA 溶度参数与文献[20]近似相等，证明本章模拟结果的准确性和可靠性。

为了进一步表征 SA 和 PVA 的相容性，验证模拟结果的可靠性，将不同组分比共混水凝胶前驱体通过浇注和干燥制备成共混膜。继而利用 SEM 对共混膜的断裂形貌进行观测，结果如图 7-4 所示。可以看出，它们的断口形貌都是均匀的，没有出现分层现象，且与组分无关。也就是说，SA 和 PVA 具有良好的相容性，它们在任何组分中都可以混溶。这一结论与 Wu 等[22]的模拟分析结果和实验测试结果是一致的。

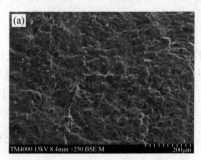

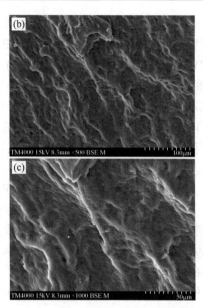

图 7-4　5SA/5PVA 不同放大倍率的 SEM 照片

(a) ×250；(b) ×500；(c) ×1000

7.4.2　力学性能

力学性能是生物支架基体材料一个极其重要的指标参数。根据 7.4.1 小节材料的相容性，SA/PVA 共混材料可以认为是各向同性材料，由前文可以知道，其力学性能可通过静态力学分析法来计算。通过分析 SA/PVA 共混水凝胶体系的平衡模型，不同组分比 SA/PVA 共混水凝胶体系力学性能的计算结果如表 7-3 所示。

表 7-3　不同组分比 SA/PVA 共混水凝胶体系力学性能的计算结果

体系	E/GPa	K/GPa	G/GPa	γ	K/G	$(C_{12}-C_{44})$/GPa
10SA/0PVA	7.21	5.95	2.68	0.30	2.33	1.42
9SA/1PVA	6.31	5.68	2.41	0.31	2.37	1.67
8SA/2PVA	6.11	5.59	2.32	0.31	2.41	1.72
7SA/3PVA	6.01	5.54	2.28	0.32	2.43	1.75
6SA/4PVA	4.97	5.14	1.86	0.32	2.76	2.04
5SA/5PVA	4.58	4.93	1.70	0.33	2.82	2.15

对比表 7-3 中不同组分比 SA/PVA 共混水凝胶体系的工程模量可以发现，随着共混体系中 PVA 含量的增加，E、K、G 均减小，说明 PVA 的加入降低了共混水凝胶体系的刚度或硬度，纯 SA 水凝胶的硬度最大。相反，与纯 SA 相比，

SA/PVA 共混水凝胶的 K/G 和柯西压随着 PVA 含量的增加而增加,意味着 PVA 的引入会提高共混水凝胶的延展性和韧性。这可能与 PVA 分子链优良的柔顺性有关。此外,9SA/1PVA、8SA/2PVA 和 7SA/3PVA 的工程模量非常接近,当共混物中 PVA 含量达到 40%时(6SA/4PVA),共混水凝胶体系的工程模量会快速下降。结果表明,7SA/3PVA 共混水凝胶为最佳组分比,其韧性大大提高,且工程模量不会大幅度降低。此外,所有体系的泊松比在 0.30~0.32 范围波动,这属于常规塑性体系的泊松比范围,意味着 SA/PVA 共混水凝胶具有部分类似塑料的特性。

　　为进一步验证上述力学性能计算结果的可靠性和准确性,对模拟体系对应的共混水凝胶样品进行了拉伸试验,每组包含 5 个平行打印样品。通过称量干燥前后样品的质量,计算出样品的最终含水量(质量分数),约为 90.83%(纯 SA)、89.92%(9SA/1PVA)、89.24%(8SA/2PVA)、88.75%(7SA/3PVA)、88.26%(6SA/4PVA)和 87.85%(5SA/5PVA)。样品尺寸如图 7-5(a)所示,打印样品及其拉伸试验装置如图 7-5(b)和(c)所示,图 7-5(d)为不同组分比下共混水凝胶样品的应力-应变曲线。

　　从图 7-5(d)可以看出,随着共混水凝胶中 PVA 含量的增加,应力-应变曲线的峰值先增大后减小,其中 8SA/2PVA 的峰值最大,说明 8SA/2PVA 的抗拉强度最好。由曲线线性部分的斜率可以判断共混水凝胶的杨氏模量,该值随着 PVA 含量的增加而减小,且纯 SA 的杨氏模量最大,与数值模拟的结论完全吻合。随着 PVA 含量的增加,水凝胶的断裂伸长率增加,即水凝胶的韧性随着 PVA 含量的增加而变好。这一结论与模拟结果再次吻合。最后,综合比较 8SA/2PVA 和 7SA/3PVA 共混水凝胶的抗拉强度和断裂伸长率可知,7SA/3PVA 的抗拉强度仅略小于 8SA/2PVA,而断裂伸长率远大于 8SA/2PVA。也就是说,与 8SA/2PVA 相比,7SA/3PVA 具有更好的韧性和相近的抗拉强度。

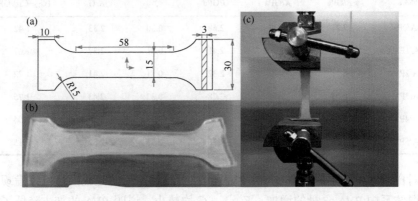

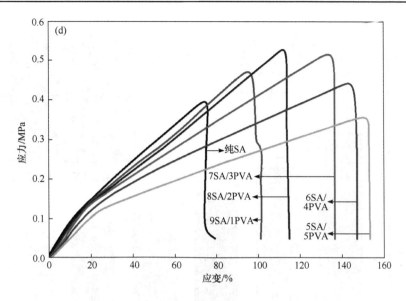

图 7-5　拉伸试验及结果

(a) 样品尺寸，单位为 mm；(b) 打印的哑铃状样品；(c) 拉伸试验装置；
(d) 各组分中选定样品的代表性应力-应变曲线

7.4.3　水凝胶微结构

　　孔隙结构是生物支架的另一个重要特征，不仅影响营养物质的运输和代谢产物的释放，而且在内部细胞连接的建立中起着重要作用。也就是说，孔隙结构对细胞在支架中的黏附和生长非常重要[23]。由前文知道，材料的微观结构可用自由体积分数来评价。本章以水分子半径 $r=2Å$ 为微球探针计算体系的自由体积，即所计算出的自由体积代表了与水分子大小相似的分子所能达到的体积。在计算自由体积之前，必须从水凝胶体系中去除所有的水分子。不同组分比共混水凝胶体系的占用体积 V_0、自由体积 V_f 和 FFV 的计算结果如图 7-6 所示。

　　如图 7-6 所示，不同组分比水凝胶模型的 FFV 计算值均与水凝胶含水率测试结果接近。在共混水凝胶体系中，FFV 随着 PVA 含量的增加而减小，其变化规律与含水量相同，意味着 PVA 的加入使体系更加致密，其主要原因可能是 PVA 分子链带来更强的分子间相互作用。这一结论与不同成分水凝胶的含水量和密度的实验结果吻合，进一步证明了模拟计算结果的可靠性。

　　孔隙大小是孔隙结构的关键特征[24]。当孔隙太小时，细胞的迁移、营养物质的扩散和废物的排泄都受到限制，导致植入支架内的细胞死亡。当孔隙过大时，细胞黏附的比表面积减小，支架的机械强度随着孔隙体积的增加而下降[25]。尽管对于细胞生长所需的最佳孔隙大小至今还没有形成共识，但有报道称软骨细胞增殖所需的有效孔隙范围为 100～200μm[23, 26]。

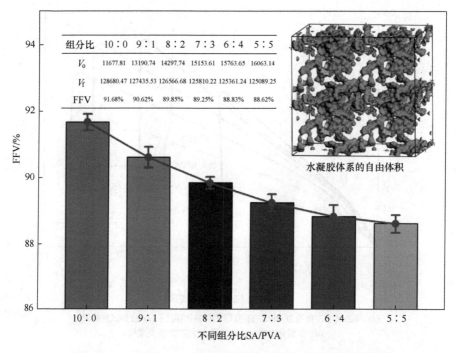

图 7-6　不同组分比水凝胶的自由体积分数计算结果

水凝胶的孔隙大小在很大程度上是由其成分决定的。为了从宏观上进一步研究聚合物组分比对水凝胶孔结构的影响，利用 SEM 分析了不同组分比 SA/PVA 共混水凝胶的断面形貌。如图 7-7 所示，不同 PVA 含量的水凝胶均可形成相互连通的多孔结构。通过比较水凝胶断面上的孔隙大小可知，纯 SA 和 9SA/1PVA 的孔隙结构太大，大部分孔隙大于 200μm，不利于细胞的黏附和生长。相反，6SA/4PVA 和 5SA/5PVA 水凝胶的孔隙较小，其最大孔隙小于 75μm，同样也不利于细胞的黏附生长。8SA/2PVA 和 7SA/3PVA 水凝胶具有不同尺寸的梯度孔结构，孔隙范围为 10～200μm。对于 8SA/2PVA 水凝胶，大部分孔隙在 100～200μm。对于 7SA/3PVA 水凝胶，只有少数孔隙在 100～200μm，大部分孔隙小于 100μm。也就是说，与其他组分相比，8SA/2PVA 是打印软骨支架孔结构的最佳配比组，其水凝胶具有最适合软骨细胞黏附生长的孔结构。

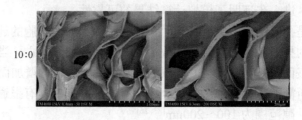

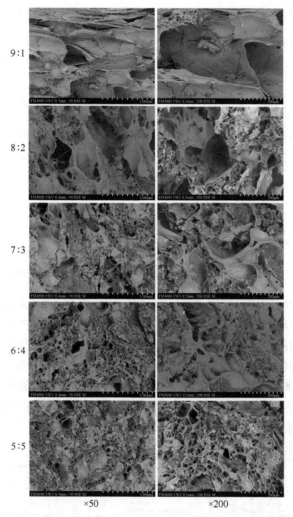

图 7-7　不同组分比 SA/PVA 共混水凝胶的断面形貌

7.4.4　分子间相互作用

　　材料的宏观物理化学性质本质上是由体系中分子间的相互作用决定的。从水凝胶体系中 FFV、密度随 PVA 含量的变化趋势推测，分子间相互作用越强，体系密度越高。为证实上述猜测，本章利用对相关函数研究 PVA 对水凝胶体系中分子间相互作用的影响。因此，对不同组分比的共混水凝胶进行了对相关函数分析，不同体系中分子链的 $g(r)$ 表现出相似的关系。此处选取 5SA/5PVA 共混水凝胶体系进行分子间相互作用分析，计算得到的 $g(r)$ 如图 7-8 所示。

　　通过比较不同分子链间的 $g(r)$(图 7-8)，不难发现不同分子链间的 $g(r)$ 大小关系为 $g(r)_{SA-PVA} > g(r)_{PVA-PVA} > g(r)_{SA-SA}$。$g(r)$ 越大，说明分子间相互作用越强，因此

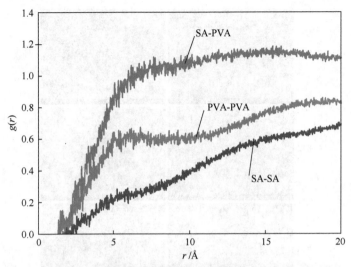

图 7-8　5SA/5PVA 共混水凝胶体系中不同分子链间的对相关函数 $g(r)$

SA 和 PVA 分子间的相互作用最强，然后是 PVA 和 PVA，SA 和 SA 的相互作用最弱。产生这一现象的主要原因是在相同分子量的情况下，PVA 分子链比 SA 分子链含有更多的极性官能团。极性官能团形成的氢键增强了分子间的相互作用，使体系中的聚合物分子链相互靠近，继而形成更加致密的体系。

此外，为了验证 PVA 含量对共混水凝胶体系氢键作用的影响，本书通过 FTIR 光谱分析来确定 SA 和 PVA 分子链之间是否存在氢键。图 7-9 为不同组分比 SA/PVA 共混水凝胶的 FTIR 光谱。

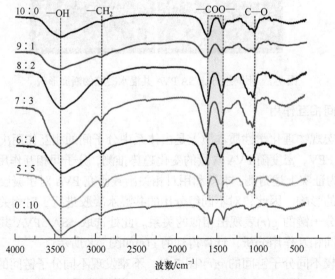

图 7-9　不同组分比 SA/PVA 共混水凝胶的 FTIR 光谱

从纯 SA(10SA/0PVA)的 FTIR 光谱可以看出，3384cm^{-1} 处的特征吸收峰是羟基(—OH)伸缩振动[27]，2936cm^{-1} 处的吸收峰是烷基(—CH$_2$)伸缩振动，1418～1597.36cm^{-1} 处的吸收峰是酯基(—COO—)[28]的不对称伸缩振动，1082cm^{-1} 处的吸收峰是醚键(—O—)伸缩振动[29]。PVA 的加入使—OH 的吸收峰移至较低的波数，强度增大，波长变窄，说明 SA 和 PVA 分子链之间存在较强的氢键作用[30-31]。与纯 SA 相比，随着 PVA 含量的增加，共混水凝胶中—COO—和 C—O 的吸收峰向更高的波数移动。波数的降低表明 SA 和 PVA 在共混水凝胶中存在较强的分子间相互作用。因此，FTIR 结果进一步证明了 SA 和 PVA 分子链在共混水凝胶中存在较强的氢键和分子间相互作用，与上述结论完全一致。

7.4.5　共混水凝胶的可打印性

作为 3D 打印软骨支架的基体材料，水凝胶必须具有一定的成型能力，才能保证打印支架的成型精度和保真度。因此，将不同组分比的共混水凝胶前驱体用于打印试验，通过设计并打印不同尺寸的支架，以评价共混水凝胶的可打印性。如果水凝胶前驱体具有良好的可打印性，则打印出的支架孔隙结构清晰，表面质量光滑，尺寸与设计模型匹配度较高。因此，可以通过比较支架的成型精度和孔结构来判断水凝胶的可打印性。打印效果见表 7-4。

通过比较一维线型打印效果(直线和波浪线)，不同组分对水凝胶可打印性的影响不容易区分，所有的水凝胶都表现出良好的一维成型精度，只在线宽上有微小的差异。从二维支架(五角星)的正面照片来看，当水凝胶前驱体中 PVA 含量在 30%以内时，成型效果较好。当 PVA 含量超过 30%时，支架结构的成型精度、轮廓清晰度都迅速下降，方形网格支架的孔隙结构由正方形变为圆形(6SA/4PVA)，甚至消失(5SA/5PVA)。也就是说，随着水凝胶中 PVA 含量的增加，其成型质量变差，从其三维多孔支架中更容易得出这一结论。由三维支架的正视图可以看出，随着水凝胶中 PVA 含量的增加，孔隙结构的特征逐渐丧失，对于 6SA/4PVA 和 5SA/5PVA 水凝胶，支架中的多孔结构几乎完全不可见，造成这一现象的主要原因是 PVA 的流动性较强。水凝胶前驱体中 PVA 含量越高，共混水凝胶的流动性越好，在重力作用下，共混水凝胶的成型质量就越差，即共混物的可打印性随 PVA 含量的增加而降低。

综上所述，PVA 的加入可以提高材料的韧性，但也会在一定程度上降低打印支架的成型精度。因此，考虑到共混水凝胶的力学性能、微观结构和可打印性，认为 8SA/2PVA 共混水凝胶最适用于打印 SA/PVA 软体支架，在该组分比下，不仅具有相对较高可打印特性，而且所打印的支架具有相对较好的抗拉强度和最适于软骨细胞增殖生长的孔隙结构。

表7-4 不同混合水凝胶体系打印效果

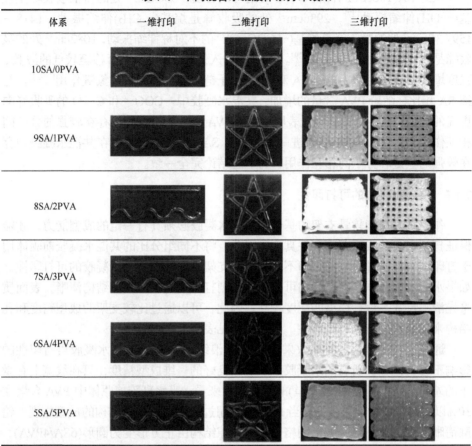

体系	一维打印	二维打印	三维打印
10SA/0PVA			
9SA/1PVA			
8SA/2PVA			
7SA/3PVA			
6SA/4PVA			
5SA/5PVA			

注：考虑到水凝胶的流动延展性，每组照片在打印完成后都在同一时间拍摄。

7.5 本章小结

本章采用分子模拟结合实验的方法，从微观结构、物理化学性能以及可打印性等方面研究了不同组分比下SA/PVA共混水凝胶的性能。通过比较SA/PVA共混水凝胶的性能，优选出3D打印软骨支架材料的最佳组成。主要包括以下内容：

(1) 建立了SA/PVA共混水凝胶体系的分子模型，采用MD模拟对其进行了动力学模拟，计算了材料相容性、静态力学性能、FFV以及分子间相互作用，揭示了FFV、体系密度和力学性能以及孔隙结构随PVA含量变化的主要原因，阐明了材料共混增韧机制。

(2) 采用两步交联法制备了与分子模型对应的共混水凝胶样品,通过实验测试分别研究了其形貌、拉伸性能、内部结构等,并将实验结果与仿真结果进行了比较,确认和验证了所建模型和仿真结果的可靠性。

(3) 微观形貌分析表明随着体系中 PVA 含量的增加,共混水凝胶的孔径变小,8SA/2PVA 水凝胶具有最适合软骨细胞增殖的孔径。混合水凝胶的可打印性表明,随着 PVA 的加入,其成型质量变差,当 PVA 含量在 30%以内时,成型质量较好,可接受。

(4) 综合分析表明,PVA 的加入可以提高材料的韧性,但也会在一定程度上降低打印支架的成型精度。因此,考虑到共混水凝胶的力学性能、微观结构和可打印性,8SA/2PVA 共混水凝胶前驱体被认为最适合于支架打印,在该组分比下,所打印的支架具有最佳的抗拉强度、最适于软骨细胞增殖生长的孔隙结构以及最佳的成型精度。

参 考 文 献

[1] Fernandez-Cervantes I, Morales M A, Agustin-Serrano R, et al. Polylactic acid/sodium alginate/hydroxyapatite composite scaffolds with trabecular tissue morphology designed by a bone remodeling model using 3D printing [J]. Journal of Materials Science, 2019, 54: 9478-9496.

[2] Mao D, Li Q, Li D, et al. 3D porous porous poly(epsilon-caprolactone)/58S bioactive glass-sodium alginate/gelatin hybrid scaffolds prepared by a modified melt molding method for bone tissue engineering [J]. Materials & Design, 2018, 160: 1-8.

[3] Yuan H, Zheng X, Liu W, et al. A novel bovine serum albumin and sodium alginate hydrogel scaffold doped with hydroxyapatite nanowires for cartilage defects repair [J]. Colloids and Surfaces B-Biointerfaces, 2020, 192:111041.

[4] Liu S, Hu Y, Zhang J, et al. Bioactive and biocompatible macroporous scaffolds with tunable performances prepared based on 3D printing of the pre-crosslinked sodium alginate/hydroxyapatite hydrogel ink [J]. Macromolecular Materials and Engineering, 2019, 304(4): 1800698.

[5] Yang Q, Li J, Xu H, et al. Friction of sodium alginate hydrogel scaffold fabricated by 3-D printing[J]. Journal of Biomaterials Science-Polymer Edition, 2017, 28: 459-469.

[6] Wu J, Miao G, Zheng Z, et al. 3D printing mesoporous bioactive glass/sodium alginate/gelatin sustained release scaffolds for bone repair [J]. Journal of Biomaterials Applications, 2019, 33(6): 755-765.

[7] Miralles G, Baudoin R, Dumas D, et al. Sodium alginate sponges with or without sodium hyaluronate: In vitro engineering of cartilage [J]. Journal of Biomedical Materials Research, 2001, 57(2): 268-278.

[8] Shen S, Chen M, Guo W, et al. Three dimensional printing-based strategies for functional cartilage regeneration [J]. Tissue Engineering Part B, 2019,25:187-201.

[9] Li J, Chen G, Xu X, et al. Advances of injectable hydrogel-based scaffolds for cartilage regeneration [J]. Regenerative Biomaterials, 2019, 6(3): 129-140.

[10] Wei Q, Wang Y, Wang S, et al. Investigating the properties and interaction mechanism of nano-silica in polyvinyl alcohol/polyacrylamide blends at an atomic level [J]. Journal of the Mechanical Behavior of Biomedical Materials, 2017, 75: 529-537.

[11] Eble S K, Hansen O B, Chrea B, et al. Clinical outcomes of the polyvinyl alcohol (PVA) hydrogel implant for hallux rigidus [J]. Foot & Ankle International, 2020, 41: 1056-1064.

[12] Chen K, Yang X, Zhang D, et al. Biotribology behavior and fluid load support of PVA/HA composite hydrogel as artificial cartilage [J]. Wear, 2017, 376: 329-336.

[13] Chen G, He L, Zhang P, et al. Encapsulation of green tea polyphenol nanospheres in PVA/alginate hydrogel for promoting wound healing of diabetic rats by regulating PI3K/AKT pathway [J]. Materials Science &Engineering C-Materials for Biological Applications, 2020, 110: 110686.

[14] Han X, Huo P, Ding Z, et al. Preparation of lutein-loaded PVA/sodium alginate nanofibers and investigation of its release behavior [J]. Pharmaceutics, 2019, 11(9): 449.

[15] Eivazzadeh-Keihan R, Khalili F, Aliabadi H A M, et al. Alginate hydrogel-polyvinyl alcohol/silk fibroin/magnesium hydroxide nanorods: A novel scaffold with biological and antibacterial activity and improved mechanical properties [J]. International Journal of Biological Macromolecules, 2020, 162: 1959-1971.

[16] Shi W, Sun M, Hu X, et al. Structurally and functionally optimized silk-fibroin-gelatin scaffold using 3D Printing to repair cartilage injury in vitro and in vivo [J]. Advanced Materials, 2017, 29: 1701089.

[17] Xiang Y, Liu Y, Mi B, et al. Molecular dynamics simulations of polyamide membrane, calcium alginate gel, and their interactions in aqueous solution [J]. Langmuir, 2014, 30: 9098-9106.

[18] Hecht H, Srebnik S. Structural characterization of sodium alginate and calcium alginate [J]. Biomacromolecules, 2016, 17(6): 2160-2167.

[19] Wei Q, Cai X, Guo Y, et al. Atomic-scale and experimental investigation on the micro-structures and mechanical properties of PLA blending with CMC for additive manufacturing [J]. Materials & Design, 2019, 182: 108158.

[20] Schneier B. Polymer compatibility [J]. Journal of Applied Polymer Science, 1973, 17(10): 3175-3176.

[21] Abou-Rachid H, Lussier L S, Ringuette S, et al. On the correlation between miscibility and solubility properties of energetic plasticizers/polymer blends: Modeling and simulation studies [J]. Propellants Explosives Pyrotechnics, 2008, 33: 301-302.

[22] Wu H, Bin M, Xi C, et al. Preparation and characterization of ternary composite films of polyvinyl alcohol/sodium alginate/TiO$_2$ [J]. Russian Journal of Applied Chemistry, 2016, 89: 287-292.

[23] Freyman T M, Yannas I V, Gibson L J. Cellular materials as porous scaffolds for tissue engineering [J]. Progress in Materials Science, 2001, 46: 273-282.

[24] Zeltinger J, Sherwood J K, Graham D A, et al. Effect of pore size and void fraction on cellular

adhesion, proliferation, and matrix deposition [J]. Tissue Engineering, 2001, 7(5): 557-572.

[25] Karageorgiou V, Kaplan D. Porosity of 3D biomaterial scaffolds and osteogenesis [J]. Biomaterials, 2005, 26: 5474-5491.

[26] Im G I, Ko J Y, Lee J H. Chondrogenesis of adipose stem cells in a porous polymer scaffold: Influence of the pore size [J]. Cell Transplantation, 2012, 21: 2397-2405.

[27] Tang Y, Lan X, Liang C, et al. Honey loaded alginate/PVA nanofibrous membrane as potential bioactive wound dressing [J]. Carbohydrate Polymers, 2019, 219: 113-120.

[28] Sarkar R, Ghosh A, Barui A, et al. Repositing honey incorporated electrospun nanofiber membranes to provide anti-oxidant, anti-bacterial and anti-inflammatory microenvironment for wound regeneration [J]. Journal of Materials Science: Materials in Medicine, 2018, 29(3): 31-45.

[29] Prakash J, Kumar T S, Venkataprasanna K S, et al. PVA/alginate/hydroxyapatite films for controlled release of amoxicillin for the treatment of periodontal defects [J]. Applied Surface Science, 2019, 495: 143543.

[30] Zhang S, Han D, Ding Z, et al. Fabrication and characterization of one interpenetrating network hydrogel based on sodium alginate and polyvinyl alcohol [J]. Journal of Wuhan University of Technology-Materials Science Edition, 2019, 34: 744-751.

[31] Nair R, Nyamweya N, Gönen S, et al. Influence of various drugs on the glass transition temperature of poly(vinylpyrrolidone): A thermodynamic and spectroscopic investigation [J]. International Journal of Pharmaceutics, 2001, 225(1-2): 83-96.

第8章 PLA/PCL 基体材料的共混改性与性能研究

8.1 引　言

聚乳酸(PLA)是最重要的生物可吸收聚合物之一，由于其良好的生物相容性、生物可降解性和切削性能，广泛应用于塑料工业、生物医药和环境保护等领域[1-3]。随着熔融沉积成型(FDM)打印技术的出现，PLA 可以被制成任何具有复杂内外结构的部件。这一特点极大地满足了临床种植体个性化定制的需求，意味着 PLA 种植体的孔隙率和微孔大小可以根据天然骨的内外结构特征进行精确控制[4-6]。

当前已有大量科研人员通过 FDM 打印技术制备了不同孔径的 PLA 支架，主要用于打印工艺研究和性能表征。Singh 等[7]采用不同工艺参数对多孔 PLA 支架进行了打印，并得出了工艺参数对支架降解率和生物相容性的影响规律。Gremare 等[8]和 Gregor 等[9]关注的是生物特性，他们的研究表明，FDM 打印的 PLA 支架对人骨髓基质细胞没有任何细胞毒性，单个孔的大小可以达到推荐范围 0.2～0.35mm 的 2 倍，且不影响细胞增殖。尽管 FDM 打印 PLA 支架已经取得了许多突出性成果，但 PLA 较差的韧性极大地限制了其进一步应用，尤其是作为一种承受复杂载荷的骨植入体。因此，如何在提高 PLA 韧性的同时不大幅度降低其抗压强度，成为骨组织工程的研究热点[10]。

聚 ε-己内酯(PCL)是一种生物可吸收高分子合物，被商业化用于制造植入式医疗器械[11]。这种材料可以提供长期的机械稳定性，以承受来自伤口收缩和外部应用的力量。由于 PCL 具有优良的韧性、较低的降解率和加工性能，因此常与 PLA 共混以提高其抗应力开裂能力[12-14]。但 PLA 与 PCL 的混溶性和界面亲和力较差，容易产生相分离，添加增容剂是工业上使用较多的方法，可以有效改善 PLA 与 PCL 的混溶性[15-16]。然而过量的相容剂难以去除，容易对基体材料造成污染，难以满足生物医学领域对材料生物相容性和安全性的高要求。因此，在不添加增容剂的条件下研究 PLA/PCL 共混物的性能具有重要的意义。尽管有学者对此进行了研究，认为 PLA 和 PCL 在低 PCL 浓度下可以混溶[17-19]，但其混溶机理和力学性能仍不明确。此外，对于 3D 打印技术来说，基体材料的可打印性是必要的，但很少有报道或文献关注 PLA/PCL 共混线材的可打印性。

本章采用分子动力学模拟和实验结合的方法，研究了 PLA 和 PCL 在不同组分比共混体系中的混溶性、力学性能和可打印性。通过综合分析表征结果，筛选出 FDM 打印 PLA/PCL 复合骨支架基体材料的最佳组分比。

8.2　模型和模拟细节

8.2.1　高分子链模型

由前文可以知道，当溶度参数达到稳定时，认为聚合物链可以代表真正的聚合物材料[20-21]。由此，构建了 PLA 和 PCL 重复单元数分别为 5、10、15、20、25、30 和 35 的分子链，并进行了几何优化。通过构建材料的非晶胞模型来计算其溶度参数。通过比较不同重复单元数 PLA 和 PCL 的溶度参数，确定 PLA 和 PCL 分子链的最终重复单元数分别为 44 和 28。分子模型的构建过程如图 8-1 所示。具体流程可以参考文献[22]。

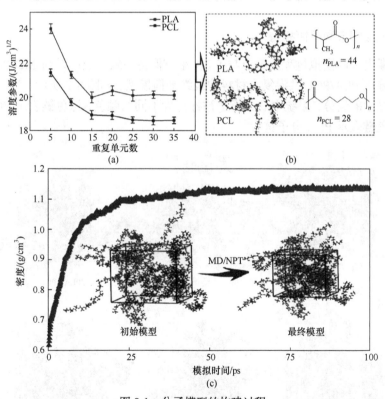

图 8-1　分子模型的构建过程

(a) 溶度参数；(b) 分子链的构建；(c) 平衡模型的 NPT-MD 模拟过程

8.2.2　PLA/PCL 共混分子模型

为了探讨聚合物组成对共混材料性能的影响，利用 Amorphous Cell 工具构建了纯聚乳酸及其聚合物链的共混模型。它们的初始密度均设置为 0.6g/cm³，以确保体系中的聚合物链有足够的空间进行弛豫，并避免缠结和重叠。然后，对初始模型进行几何优化和一系列 MD 模拟，以获得最终的平衡模型进行性能分析。最终平衡模型对应的参数如表 8-1 所示。

表 8-1　平衡模型的详细参数

体系	PCL 含量/%	晶胞长度/Å	原子数	模拟密度/(g/cm³)	实验密度/(g/cm³)
10PLA/0PCL	0	35.14	3980	1.224	1.236, 1.240[23]
9PLA/1PCL	10	35.41	4088	1.215	1.226
8PLA/2PCL	20	35.78	4196	1.204	1.212
7PLA/3PCL	30	36.15	4304	1.182	1.193
6PLA/4PCL	40	36.42	4412	1.163	1.180
5PLA/5PCL	50	36.78	4520	1.160	1.172

8.2.3　模拟细节和平衡模型

本章设计的模拟过程及细节与 5.2.4 小节保持一致，经一系列 MD 模拟得到不同组分比 PLA/PCL 共混复合材料的最终平衡模型，如图 8-2 所示。为了更好地区分模型中的组分，系统中的分子链被标记为不同的颜色，深色链表示 PCL 分子链，浅色链表示 PLA 分子链。

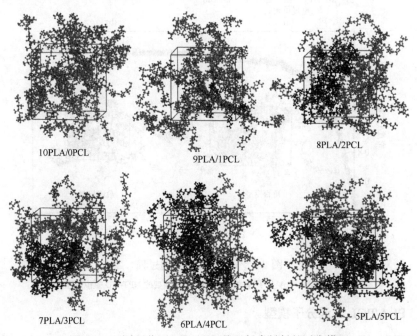

图 8-2　不同组分比 PLA/PCL 共混复合材料的平衡模型

8.3 材料和实验

8.3.1 材料

加工前,首先将 PLA 和 PCL 粉体分别在 85℃和 40℃真空烘箱中干燥 2h。其次将 PLA 和 PCL 粉体(图 8-3(a))按 10∶0、9∶1、8∶2、7∶3、6∶4、5∶5 的不同组分比进行称重,并在无球磨的氧化铝圆柱形容器中混合,150r/min 的转速下混合 1h,得到均匀混合的粉体。最后,将干燥后混合均匀的粉体填充到单螺杆挤出机的料斗中(图 8-3(b)),以 20r/min 的转子转速挤压成直径为 1.75mm 的细丝(图 8-3(c)和(d)),料斗到模具的温度分别设定为 125℃、160℃、180℃、180℃和 160℃。

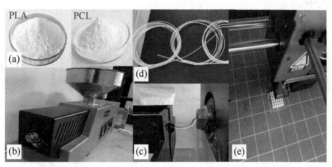

图 8-3 PLA/PCL 共混线材的制备工艺及其 FDM 打印

(a) PLA 和 PCL 粉体;(b) 单螺杆挤出机;(c) 打印过程;(d) 线材制备;(e) 自制 FDM 打印机

8.3.2 实验

以 PLA/PCL 共混线材为测试对象对材料进行了系列测试实验。拉伸性能测试在电子万能试验机上进行。表面形貌由日立台式扫描电子显微镜捕捉;傅里叶变换红外光谱用分光光度计记录;采用热重分析仪对样品的热降解行为进行分析;采用差示扫描量热法(DSC)测试样品的熔化行为,在氮气气氛下以 10℃/min 的速率从 20℃加热到 200℃。

为了研究不同组分线材的可打印性,将得到的共混线材(图 8-3(d))通过自制打印机(图 8-3(e))打印多孔结构支架样品。打印机使用的喷嘴内径为 0.4mm,打印速度为 20mm/s,层厚为 0.1mm。填充率为 100%,喷头温度设置为 190℃,打印平台温度设置为 40℃。

8.4　结果和讨论

8.4.1　结合能分布

结合能(E_{AB})是两组分相互作用能的度量，可用于判断两种聚合物组分的混溶性。此处结合能可通过使用蒙特卡罗方法进行计算，其中包括排除体积约束法[24]产生的约束。温度 T 下的平均结合能为加权分布函数的平均值，可以用玻尔兹曼方法[25]计算得到：

$$\langle E_{AB}\rangle_T = \frac{\int dE_{AB}P(E_{AB})E_{AB}\exp(-E_{AB}/RT)}{\int dE_{AB}P(E_{AB})\exp(-E_{AB}/RT)} \tag{8-1}$$

式中，

$P(E_{AB})$——结合能的概率分布；

$\exp(-E_{AB}/RT)$——玻尔兹曼因子。

这里使用 Materilas Studio 的 blend 模块计算 298K 温度下的结合能分布，结果如图 8-4 所示。

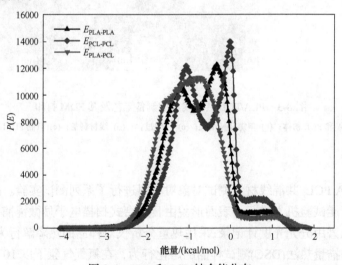

图 8-4　PLA 和 PCL 结合能分布

一般情况下，如果 E_{AA}、E_{BB} 和 E_{AB} 的结合能分布相似，则认为它们是相容的[26]。结合能分布越相似，共混物的混溶性越好，相反则共混体系中各组分的混溶性较差。从 PLA 和 PCL 的结合能分布(图 8-4)可以看出，PLA-PLA 和 PCL-PCL 的结合能分布具有较高的相似性，且与 PLA-PCL 的结合能分布不同，表明 PLA 和 PCL 的混溶性较差。但 PLA/PCL 共混体系的结合能分布总体上与 PLA、PCL 的结合能分布近似，说明 PLA 和 PCL 在一定程度上是可混溶的，但混溶性不是非常好。这一结论与实验研究结果一致[27]。

8.4.2　共混体系中分子链间的相互作用

为了探究不同组分比共混体系的混溶性，利用对相关函数 $g(r)$ 研究了共混体系的微观结构性质。这个函数表示了 A 分子链上的原子与 B 分子链上的原子之间距离为 r 的概率，通常用来表征微观结构[28]。对于二元共混体系，通过比较 A-A、B-B、AB 的链间对相关函数的大小可以判断两组分的混溶性，如果 A-B 的 $g(r)$ 大于 A-A、B-B，则 A、B 可混溶，反之则不可混溶[29-30]。图 8-5 为不同组分比 PLA/PCL 共混体系中各分子链间的对相关函数 $g(r)$。

通过比较 $g(r)$ 的大小可以发现，只有在 9PLA/1PCL 共混体系中，PLA-PCL 的 $g(r)$ 曲线高于 PLA-PLA 和 PCL-PCL 的 $g(r)$ 曲线。也就是说 PLA-PCL 分子链之间的接触比 PLA-PLA 和 PCL-PCL 更可能发生，说明 PLA/PCL 在该组分下(图 8-5(a))是完全混溶的。但随着 PCL 含量的增加，共混体系中 $g(r)$ 的大小关系发生了变化，对于大部分体系，对相关函数的大小关系为 $g(r)_{PLA-PLA} > g(r)_{PLA-PCL} > g(r)_{PCL-PCL}$，且随着 PCL 含量的增加，这种关系更加明显(图 8-5(b)~(e))。这意味着如果 PCL 的含量在共混物中超过 10%，共混体系是不混溶的。但注意，在 8PLA/2PCL 共混体系中(图 8-5(b))，$g(r)_{PLA-PLA}$ 和 $g(r)_{PLA-PCL}$ 曲线接近，$g(r)_{PLA-PCL}$ 在小于 10Å 处仅

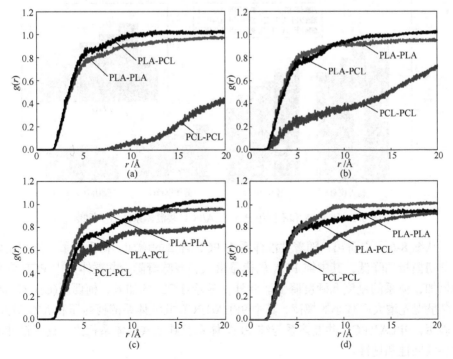

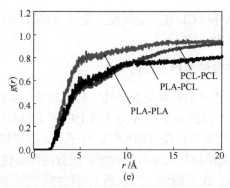

图 8-5　不同组分比 PLA/PCL 共混体系中各分子链间对相关函数 $g(r)$

(a) 9PLA/1PCL；(b) 8PLA/2PCL；(c) 7PLA/3PCL；(d) 6PLA/4PCL；(e) 5PLA/5PCL

略小于 $g(r)_{PLA-PAL}$，这一现象说明该组分处的共混是半混溶状态。

8.4.3　力学性能

基于弹性静力学方法[31]，通过分析 PLA 和 PLA/PCL 共混体系平衡模型的 NVT-MD 模拟轨迹，计算了纯 PLA 和 PLA/PCL 共混体系在 298K 温度下的力学性能，计算结果如图 8-6 所示。

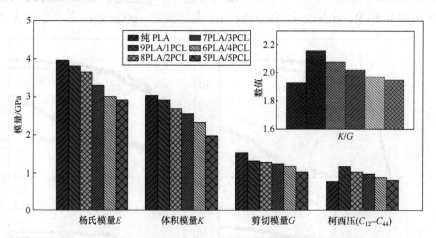

图 8-6　纯 PLA 和不同组分比 PLA/PCL 共混体系的力学性能

从图 8-6 可以看出，随着共混体系中 PCL 含量的增加，杨氏模量、体积模量和剪切模量均降低，其中纯 PLA 的模量最大，意味着随着共混体系中 PCL 含量的增加，体系的刚度和硬度降低。此外，随着 PCL 的加入，柯西压($C_{12}-C_{44}$)和 K/G 呈现先增大后减小的规律，其中 9PLA/1PCL 共混体系的柯西压和 K/G 最大。这表明，9PLA/1PCL 共混体系与纯 PLA 体系及其他共混体系相比，具有最佳的材料延展性和韧性。

为了进一步验证模拟结果的可靠性，这里直接使用不同组分线材进行拉伸试验。抗拉强度和断裂伸长率结果如图 8-7 所示。

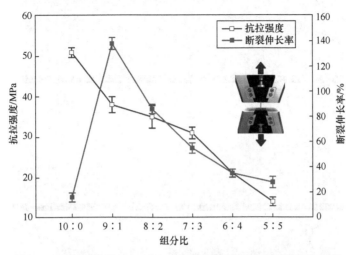

图 8-7　不同组分比 PLA/PCL 共混线材的抗拉强度和断裂伸长率

由图 8-7 可以看出，纯 PLA 线材的断裂伸长率最小，只有 16%左右，与 PLA 材料的脆性特征相符。随着体系中 PCL 含量的增加，线材的断裂伸长率先升高后降低，当 PLA/PCL 的组分比为 9∶1 时，共混线材的断裂伸长率最大。在该组分比下，其断裂伸长率达到了 138%，比纯 PLA 线材提高了约 762.5%。此外，由抗拉强度结果可知，随着 PCL 含量的增加，线材的抗拉强度降低，纯 PLA 线材的抗拉强度最大(51MPa)。对于 9PLA/1PCL 共混线材，其抗拉强度约为 39MPa，较纯 PLA 线材降低 23.5%。因此，拉伸试验结果与模拟结果完全一致，进一步说明了所建模型和计算结果的可靠性和准确性。

8.4.4　共混体系的表面形貌

材料的微观断裂机制可以从试样的断面形貌来进行分析。图 8-8 显示了不同组分比 PLA/PCL 线材的断面形貌。

通过观察图 8-8 的断面形貌可以发现，纯 PLA(图 8-8(a))的断面形貌非常整齐光滑，没有出现拉丝现象，表明其为脆性断裂。对于 9PLA/1PCL 线材(图 8-8(b))，断口仍然非常整齐光滑，但出现了轻微的拉丝现象，说明该组分是混溶的，且具有一定的韧性。随着共混体系中 PCL 含量的增加(图 8-8(c)~(f))，断面拉丝现象越来越明显，说明材料的韧性越来越好，但同时伴随相分离现象的发生。特别是对于 5PLA/5PCL 线材(图 8-8(f))，其断面出现明显的相分层现象。上述现象表明，这些组分下共混物是不相容的。但是注意，对于 8PLA/2PCL 线材(图 8-8(c))，其

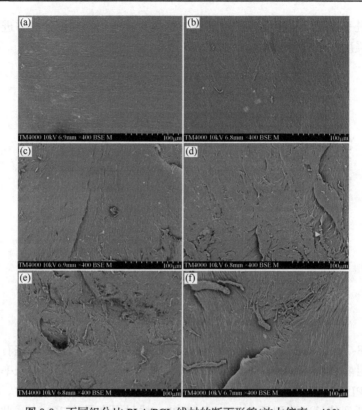

图 8-8　不同组分比 PLA/PCL 线材的断面形貌(放大倍率：400)

(a) 纯 PLA；(b) 9PLA/1PCL；(c) 8PLA/2PCL；(d) 7PLA/3PCL；(e) 6PLA/4PCL；(f) 5PLA/5PCL

断面的大部分区域仍然整齐光滑，只出现了轻微的相分离，同样说明该组分下共混物呈半混溶状态。

　　表面形貌分析结果表明，9PLA/1PCL 线材具有较好的混溶性，8PLA/2PCL 线材呈半混溶状态，当体系中 PCL 含量超过 30%时，其共混物呈不相容特征，与材料的力学性能结果保持一致。因此，共混物的混溶性决定了其力学性能，混溶性越好，力学性能越好，这也很好地解释了为什么 9PLA/1PCL 的拉伸性能优于其他组分的共混物。

8.4.5　共混物的可打印性

　　作为 FDM 打印骨支架所用的线材，不仅需要满足力学性能的要求，还需要满足可打印性的要求。也就是说 FDM 打印过程中线材必须能够被打印，并保证一定的打印精度。为了研究共混物的可打印性，本章通过打印一个简单的多孔长方体模型来测试共混物的可打印性。模型三维尺寸为 16.5mm×16.5mm×7.5mm，线宽和线隙均为 1.5mm，交错角为 90°，如图 8-9 所示。

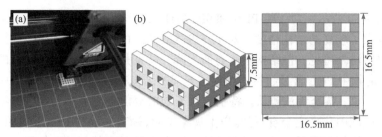

图 8-9　多孔支架的打印及模型尺寸

(a) 多孔支架的打印；(b) 多孔支架的 CAD/CAM 模型尺寸

　　可打印性好的线材所打印的多孔支架具有孔隙结构清晰、表面质量光滑、尺寸与模型匹配等特点。因此，可以通过孔隙结构和成型精度来判断共混物的可打印性。这里打印了纯 PLA 和不同组分比共混线材的多孔支架，并利用其表面照片来分析材料的可打印性，如图 8-10 所示。

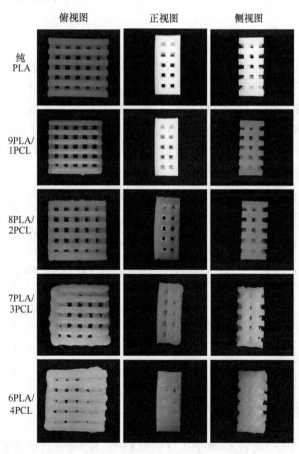

图 8-10　不同组分比共混线材打印的多孔支架

　　如图 8-10 所示，对于纯 PLA 和 9PLA/1PCL，多孔支架相比原始 CAD/CAM
模型表现出了较高的结构精度。对于 8PLA/2PCL 的打印样品，虽然支架内的多
孔结构仍然清晰可见，但结构精度有所下降，特别是在 Z 方向出现明显的翘曲变
形。当共混物中 PCL 含量超过 20%时，支架的结构精度快速下降，支架中的多孔
结构变形严重，甚至无法辨认。特别是对于 6PLA/4PCL，其多孔结构的特征在正
视图和侧视图中几乎完全看不到。以上现象说明，随着共混物中 PCL 含量的增加，
打印支架结构精度降低，只有 9PLA/1PCL 共混物具有较好的可打印性。产生这
种现象的主要原因是 PCL 具有良好的流动性。熔融共混物从打印机喷嘴挤出后，
由于其流动特性，在重力的作用下无法沉积到指定的位置，因此共混物的可打印
性随 PCL 含量的增加而降低。

　　总之，结合不同组分比共混线材的力学性能和可打印性结果可知，
9PLA/1PCL 共混线材最适合用于 FDM 打印多孔支架，具有相对较好的韧性和可
打印性。

8.4.6　热力学分析

　　PLA 和 PCL 的熔点差异较大，拉丝工艺和 FDM 打印工艺的高温可能会导致
PCL 的降解，并引入新的组分，对于生物材料来说是不能容许的。为了消除这一
影响，通过 FTIR、热重分析(TGA)和微商热重(DTG)分析测量来进行判断，以确
保挤出机和 FDM 打印机的加工温度不会导致 PCL 降解。为了使研究效果更为明
显，使用纯 PLA、纯 PCL 及 PCL 含量为 50%的共混物(混合粉末和打印样品)进
行 FTIR 分析，结果如图 8-11 所示。

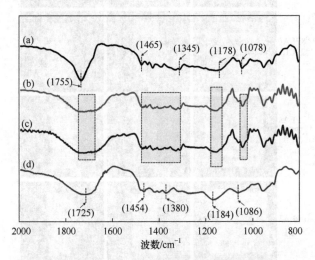

图 8-11　纯 PLA、纯 PCL 以及 PLA/PCL 共混物的 FTIR 谱图
(a) 纯 PLA；(b) PLA/PCL 混合粉末；(c) PLA/PCL 打印样品；(d) 纯 PCL

如图 8-11 所示，在纯 PLA 的 FTIR 谱图中(图 8-11(a))，1755cm^{-1} 处的特征吸收峰与 C=O[32]的伸缩振动有关。在 1465～1345cm^{-1} 观察到的吸收峰分别与—CH$_3$ 和—CH$_2$—的弯曲振动有关。在 1178cm^{-1} 和 1078cm^{-1} 处的特征吸收峰对应于 C—O—C[33]的伸缩振动。对于 PCL(图 8-11(d))，主吸收峰出现在 1725cm^{-1} 处，对应于 C=O[34]的伸缩振动。与—CH$_3$ 和—CH$_2$—弯曲振动相关吸收存在于 1454～1380cm^{-1}[35]。在 1184 cm^{-1} 和 1086cm^{-1} 处的吸收峰对应的是 C—O—C[36]的伸缩振动。从 PLA/PCL 共混物的 FTIR 谱图中(图 8-11(b)～(c))，可以看到与 PLA 和 PCL 对应的所有特征峰，证实了 PLA 和 PCL 在共混物体系中的存在。混合粉末的 FTIR 谱图(图 8-11(b))与打印样品的 FTIR 谱图(图 8-11(c))基本相同，说明挤出机和 FDM 打印的加工温度并没有改变打印样品的材料组成。

图 8-12 给出了纯 PLA、纯 PCL 和 PLA/PCL 打印样品的 TG 和 DTG 曲线，可知纯 PLA、纯 PCL 和 PLA/PCL 的初始降解温度均大于 300℃，远高于挤出机(180℃)和 FDM 打印机(190℃)的最高加工温度，表明挤出机和 FDM 打印机的加工温度不会导致共混物中 PCL 的热降解。PCL 的加入使 PLA/PCL 共混物的 TG 曲线向高温方向移动，说明 PCL 的加入明显提高了 PLA/PCL 共混物的热稳定性。另外，在 PLA/PCL 的 DTG 曲线上出现了两个降解峰，表明此时 PLA/PCL 是一个热力学不相容体系，与上面的分析结果一致。

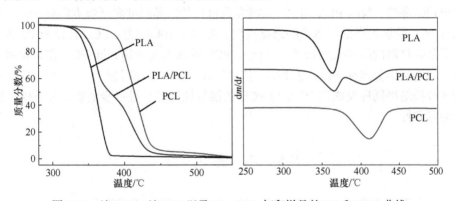

图 8-12　纯 PLA、纯 PCL 以及 PLA/PCL 打印样品的 TG 和 DTG 曲线

总的来说，共混物经过挤压和 FDM 加工后没有降解，表明该共混物适合 FDM 打印工艺，没有材料降解，也不会给材料带来污染。

为了进一步说明 PLA/PCL 共混体系的相容性行为，对共混体系的 DSC 曲线进行分析。将 5 mg 的样品装入铝 DSC 锅中，然后放入 DSC 池中，在氮气氛围下从 20 ℃加热到 200 ℃，加热速率为 10℃/min，得到的 DSC 曲线如图 8-13 所示。

如图 8-13 所示，共混复合材料的 DSC 曲线存在两个比较明显的熔融吸热峰，62℃左右的吸热峰为 PCL 的熔融峰[36]，154℃左右的吸热峰为 PLA 的熔融峰[37]。

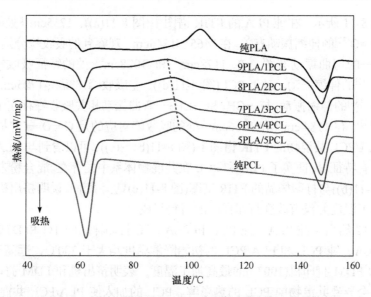

图 8-13　不同组分比 PLA/PCL 共混复合材料的 DSC 曲线

在加热过程中，没有出现新的吸热峰，说明两种组分形成了各自独立的晶体。这一结果与 PLA、PCL 之间较差混溶性是一致的。纯 PLA 的 DSC 曲线在 108℃左右出现结晶峰，与纯 PLA 相比，共混复合材料的结晶温度向低温方向移动。这意味着 PCL 的加入降低了体系的结晶温度，提高了结晶能力。PCL 含量为 10% 时，共混复合材料的结晶温度最低，并随着 PCL 的加入而升高，即 PCL 作为异相成核，应均匀地分散在 PLA 基体中，从而提高共混物的结晶能力。因此，DSC 曲线的分析结果同样反映出 PLA 与 PCL 的混溶性较差，进一步证明了分子模拟结果的可靠性。

8.5　本 章 小 结

本章采用分子动力学模拟与实验结合的方法，研究不同组分比(10∶0、9∶1、8∶2、7∶3、6∶4、5∶5)PLA/PCL 共混复合材料的混溶性、相态分布、力学性能、可打印性及热力学性能等，继而通过对比分析模拟和实验结果，筛选出共混材料的最佳组分比。主要研究内容包括：

(1) 建立了 PLA、PCL 及其共混物的分子模型，分别从材料的结合能分布、对相关函数、静态力学性能等方面研究了不同组分比共混体系的性能，阐明了组分比对材料混溶性、力学性能等的影响规律。

(2) 采用熔融混合法制备复合材料，并挤压成打印线材用于 FDM 打印试样，通过拉伸测试、扫描电子显微镜等，进一步从实验的角度研究了组分比对材料性能的影响，同时验证了模拟结果的准确性与可靠性。

(3) 利用自制 FDM 打印机，将不同组分比线材打印成多孔支架，通过对比所打印多孔支架的孔隙结构、表面质量、尺寸与模型匹配等，分析了不同组分比共混材料的可打印性。

(4) 综合对比了不同组分比共混材料的性能，筛选出了最适用于 FDM 打印人工骨支架基体材料的组分体系(9PLA/1PCL)。最后，利用红外光谱、热降解等试验对支架成型过程中是否存在材料的热降解进行了分析，结果表明 PLA/PCL 共混材料适合 FDM 打印工艺，打印过程中没有材料降解，且不会给材料带来污染。

参 考 文 献

[1] Wang G L, Zhang D M, Wan G P, et al. Glass fiber reinforced PLA composite with enhanced mechanical properties, thermal behavior, and foaming ability [J]. Polymer, 2019, 181: 121803.

[2] da Silva D, Kaduri M, Poley M, et al. Biocompatibility, biodegradation and excretion of polylactic acid (PLA) in medical implants and theranostic systems [J]. Chemical Enginnering Journal, 2018, 340: 9-14.

[3] Saez-Orviz S, Marcet I, Weng S H, et al. PLA nanoparticles loaded with thymol to improve its incorporation into gelatine films [J].Journal of Food Engineering, 2020, 269: 109751.

[4] Wu D, Spanou A, Diez-Escudero A, et al. 3D-printed PLA/HA composite structures as synthetic trabecular bone: A feasibility study using fused deposition modeling [J]. Journal of the Mechanical Behavior of Biomedical Materials, 2020, 103: 103608.

[5] Chen X B, Gao C H, Jiang J W, et al. 3D printed porous PLA/nHA composite scaffolds with enhanced osteogenesis and osteoconductivity in vivo for bone regeneration [J]. Biomedical Materials, 2019, 14(6): 065003.

[6] Xiao W, Zaeem M A, Li G D, et al. Tough and strong porous bioactive glass-PLA composites for structural bone repair [J]. Journal of Materials Science, 2017,52(15): 9039-9054.

[7] Singh D, Babbar A, Jain V, et al. Synthesis, characterization, and bioactivity investigation of biomimetic biodegradable PLA scaffold fabricated by fused filament fabrication process [J]. Journal of the Brazilian Society of Mechanical Science and Engineering, 2019, 41(3): 121.

[8] Gremare A, Guduric V, Bareille R, et al. Characterization of printed PLA scaffolds for bone tissue engineering [J]. Journal of Biomedical Materials Research Part A , 2018, 106(4): 887-894.

[9] Gregor A, Filova E, Novak M, et al. Designing of PLA scaffolds for bone tissue replacement fabricated by ordinary commercial 3D printer [J]. Journal of Biological Engineering, 2017, 11: 31.

[10] Li X Y, Wang Y, Wang Z G, et al. Composite PLA/PEG/nHA/Dexamethasone scaffold prepared by 3D printing for bone regeneration [J]. Macromolecular Bioscience, 2018, 18(6): 1800068.

[11] Sharma D, Satapathy B K. Performance evaluation of electrospun nanofibrous mats of polylactic acid (PLA)/poly (ε-caprolactone) (PCL) blends [J]. Materials Today: Proceedings, 2019, 19: 188-195.

[12] Zhu B, Wang Y M, Liu H, et al. Effects of interface interaction and microphase dispersion on the mechanical properties of PCL/PLA/MMT nanocomposites visualized by nanomechanical

mapping [J]. Composites Science Technology, 2020, 190: 108048.

[13] Lin Y W, Shen H Y, Xu G H, et al. Single-layer temperature-adjusting transition method to improve the bond strength of 3D-printed PCL/PLA parts [J]. Composites Part A-Applied Science and Manufacturing, 2018, 115: 22-30.

[14] Yao Q Q, Cosme J G L, Xu T, et al. Three dimensional electrospun PCL/PLA blend nanofibrous scaffolds with significantly improved stem cells osteogenic differentiation and cranial bone formation [J]. Biomaterials, 2017, 115: 115-127.

[15] Finotti P F M, Costa L C, Chinelatto M A. Effect of the chemical structure of compatibilizers on the thermal, mechanical and morphological properties of immiscible PLA/PCL blends [J]. Macromolecular Symposia, 2016, 368: 24-29.

[16] Al-Mulla E A J, Ibrahim N A B, Shameli K, et al. Effect of epoxidized palm oil on the mechanical and morphological properties of a PLA-PCL blend [J]. Research on Chemical Intermediates, 2014, 40(2): 689-698.

[17] Wang L X, Wang D F, Zhou Y P, et al. Fabrication of open-porous PCL/PLA tissue engineering scaffolds and the relationship of foaming process, morphology, and mechanical behavior [J]. Polymers for Advanced Technologies, 2019, 30: 2539-2548.

[18] Fortelny I, Ujcic A, Fambri L, et al. Phase structure, compatibility, and toughness of PLA/PCL blends: A review [J]. Frontiers in Materials, 2019, 6: 206.

[19] Luyt A S, Gasmi S. Influence of blending and blend morphology on the thermal properties and crystallization behaviour of PLA and PCL in PLA/PCL blends [J]. Journal of Materials Science, 2016, 51: 4670-4681.

[20] Mason J A, Sperling L H. Polymer Blends and Composites [M]. New York: New York Plenum Press, 1976.

[21] Yang J Q, Gong X D, Wang G X. Compatibility and mechanical properties of BAMO-AMMO/DIANP composites: A molecular dynamics simulation [J]. Computational Materials Science, 2015, 102: 1-6.

[22] Wei Q H, Wang Y E, Chai W H, et al. Effects of composition ratio on the properties of poly(vinyl alcohol)/poly(acrylic acid) blend membrane: A molecular dynamics simulation study [J]. Materials and Design, 2016, 89: 848-855.

[23] Mark J E. Polymer Data Handbook [M]. New York: Oxford University Press, 1999.

[24] Fan C F, Olafson B D, Blanco M, et al. Application of molecular simulation to derive phase diagrams of binary mixtures [J]. Macromolecules, 1992, 25: 3667-3676.

[25] Blanco M. Molecular silverware. I. General solutions to excluded volume constrained problems [J]. Journal of Computational Chemistry, 1991, 12(2): 237-247.

[26] Oh S Y, Bae Y C. Correlation of thermodynamic modeling and molecular simulations for liquid-liquid equilibrium of ternary polymer mixtures based on a phenomenological scaling method [J]. Fluid Phase Equilibria, 2011, 307(2): 202-207.

[27] Sun H, Xiao A J, Yu B, et al. Effect of PCL and compatibilizer on the tensile and barrier properties of PLA/PCL films [J]. Polymer-Korea, 2017, 41: 181-188.

[28] Glova A D, Falkovich S G, Dmitrienko D I, et al. Scale-dependent miscibility of polylactide and

polyhydroxybutyrate: Molecular dynamics simulations [J]. Macromolecules, 2018, 51(2): 552-563.

[29] Takhulee A, Takahashi Y, Vao-soongnern V. Molecular simulation and experimental studies of the miscibility of polylactic acid/polyethylene glycol blends [J]. Journal of Polymer Research, 2017, 24(1): 8.

[30] Akten E D, Mattice W L. Monte carlo simulation of head-to-head, tail-to-tail polypropylene and its mixing with polyethylene in the melt [J]. Macromolecules, 2001, 34(10): 3389-3395.

[31] Weiner J H. Statistical Mechanics of Elasticity [M]. New York: Dover Publications Inc, 2002.

[32] Zhang J, Duan Y, Sato H,et al. Crystal modifications and thermal behavior of poly(l-lactic acid) revealed by infrared spectroscopy [J]. Macromolecules, 2005, 38(19): 8012-8021.

[33] de Siqueira L, Ribeiro N, Paredes M B A, et al. Influence of PLLA/PCL/HA scaffold fiber orientation on mechanical properties and osteoblast behavior [J]. Materials, 2019, 12(23): 3879.

[34] del Ángel-Sánchez K, Borbolla-Torres C, Palacios-PinedaL M,et al. Development, fabrication, and characterization of composite polycaprolactone membranes reinforced with TiO_2 nanoparticles [J]. Polymers, 2019, 11(12): 1955.

[35] Duymaz B T, Erdiler F B, Alan T, et al. 3D bio-printing of levan/polycaprolactone/gelatin blends for bone tissue engineering: Characterization of the cellular behavior [J]. European Polymer Journal, 2019, 119: 426-437.

[36] Song C, Luo Y, Liu Y, et al. Fabrication of PCL scaffolds by supercritical CO_2 foaming based on the combined effects of rheological and crystallization properties [J]. Polymers, 2020, 12(4): 780.

[37] Cuiffo M A, Snyder J, Elliott A M, et al. Impact of the fused deposition (FDM) printing process on polylactic acid (PLA) chemistry and structure [J]. Applied Sciences-Basel, 2017, 7(6): 579.

第9章 PLA/CMC 基体材料的共混改性与性能研究

9.1 引 言

作为 FDM 打印最为常用的一种基体材料,PLA 不仅具有可以完全降解为 H_2O 和 CO_2,被人体吸收、无毒副作用的优点,还具有传导应力刺激骨组织生长、无应力屏蔽作用、无需二次手术等优点[1-2],被美国食品药品管理局(FDA)批准为人体植入材料[3]。但研究发现,PLA 在体内降解的中间产物(乳酸)会降低周围组织的 pH,容易诱发迟发性异物炎症[4-5]。

此外,由第 8 章可知 PLA 较差的力学性能、缺乏活性官能团和较差的细胞亲和力在很大程度上限制了其作为植入物在临床中应用。尽管化学合成材料 PCL 能在一定程度改善 PLA 的力学性能,但无法提高其生物活性,也无法对降解的中间产物进行中和。具有良好生物活性的天然聚合物是改善 PLA 生物活性的优选之一 [6-7],该类材料可以提供细胞识别位点,并对细胞进行先天生物信息诱导[8]。

壳聚糖(CS)作为一种天然高分子材料,已被证明具有独特的物理化学性质和生物学功能。CS 是自然界中唯一带正电荷的碱性多糖[9],其游离的氨基不仅能提高巨噬细胞的活性和吞噬能力,还能抑制坏细胞的生长。研究表明,聚乳酸经 CS 改性后可显著提高其生物相容性和功能性[10-11]。壳聚糖降解产物的碱性可以中和 PLA 降解产物的酸性,从而避免了组织 pH 降低引起的延迟炎症反应[12]。

但是由于 PLA 和 CS 的分子结构和性能差异较大,两者的相容性较差。羧甲基壳聚糖(CMC)是 CS 的衍生物,具有 CS 的所有优点,且相比 CS,其与 PLA 的相容性更好。因此,CMC 常被用来替代 CS 改性 PLA。Lv 等[13]和 Zhu 等[14]分别采用静电纺丝法和溶液铸造法制备了 PLA/CMC 共混复合材料,通过 X 射线光电子能谱、扫描电子显微镜和傅里叶变换红外光谱等传统实验测试了材料的性能。Cai 等[15]利用 CMC 修饰 PLA,利用体外细胞模型研究了其对成骨细胞功能的影响。尽管上述研究取得了一定的进展,但从原子水平上对 PLA/CMC 复合材料的混溶性、结构、性能以及相互作用机理还没有统一的认识,相关文献也没有报道。

因此,本章采用分子模拟结合实验的方法,研究了不同组分 PLA/CMC 共混复合材料的混溶性、微观结构和性能,揭示了 PLA/CMC 共混复合材料中不同组分的分子间相互作用机理,并通过实验验证了模拟结果。在分子水平上建立相关材料的组成、结构和性能之间的关系,对于合理设计和制备性能优越的 PLA/CMC

骨支架基体材料具有重要意义。

9.2　模型和模拟细节

9.2.1　分子链模型

根据 PLA 和 CMC 化学式构建了不同重复单元数的分子链，并依据恒定溶度参数(δ)的原则，确定构建具有 60 个重复单元的 PLA 分子链和具有 20 个重复单元的 CMC 分子链模型(图 9-1)来进行分析，且分子链的末端碳原子都被氢化直到饱和。具体步骤可参考文献[16]和[17]。

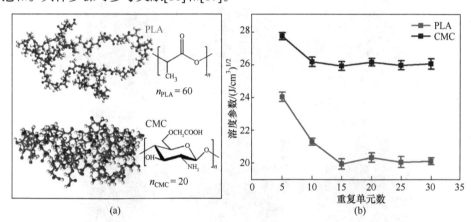

图 9-1　PLA、CMC 的分子链模型和不同重复单元数分子链的溶度参数

(a) PLA 和 CMC 的分子链模型；(b) 不同重复单元数分子链的溶度参数

9.2.2　PLA/CMC 共混模型及模拟细节

考虑到计算机资源，每个无定型晶胞中有 10 条聚合物分子链。为了研究聚合物组分比对聚合物结构和性能的影响，设计并构建了不同 CMC 含量(0%～50%)的 PLA/CMC 共混复合材料晶胞模型，晶胞的初始密度均设置为 0.6g/cm³。随后，进行了能量最小化和 MD 模拟，以获得最终的平衡无定型晶胞模型，模拟过程及参数设置可参考 5.2.4 小节。298K 下无定型晶胞模型参数如表 9-1 所示。图 9-2 为 298K 下不同 CMC 含量的 PLA/CMC 共混体系的平衡模型。

表 9-1　无定型晶胞模型的参数

体系	CMC 的含量/%	晶胞边长/Å	原子数	分子模型的最终密度/(g/cm³)	实验测试密度/(g/cm³)
10PLA/0CMC	0	38.64	5420	1.245	1.236, 1.240[10]
9PLA/1CMC	10	38.45	5440	1.265	1.248

续表

体系	CMC 的含量/%	晶胞边长/Å	原子数	分子模型的最终密度/(g/cm³)	实验测试密度/(g/cm³)
8PLA/2CMC	20	38.39	5460	1.273	1.262
7PLA/3CMC	30	38.17	5480	1.287	1.282
6PLA/4CMC	40	38.01	5500	1.317	1.295
5PLA/5CMC	50	37.98	5520	1.323	1.312

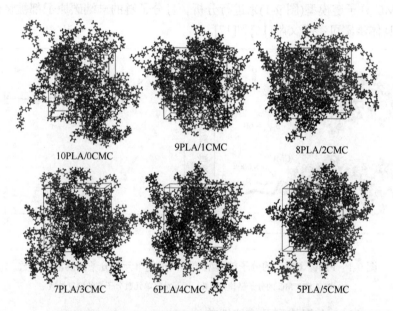

图 9-2　不同 CMC 含量 PLA/CMC 共混体系的平衡模型

　　考虑到 PLA/CMC 共混体系中存在特定的相互作用(如氢键)和非组合熵的影响，本章采用 Flory-Huggins 理论来估计 PLA/CMC 共混体系的混溶性。Flory-Huggins 相互作用参数(χ_{ij})计算如下[18]：

$$\chi_{ij} = \left(\frac{\Delta E_{\mathrm{mix}}}{RT} \right) V_{\mathrm{m}} \tag{9-1}$$

式中，

V_{m}——重复单元的摩尔体积；

R——气体常数；

T——模拟温度；

ΔE_{mix}——共混过程中的能量变化。

ΔE_{mix} 可通过如下方程进行计算[18]：

$$\Delta E_{\text{mix}} = \varphi_A \left(\frac{E_{\text{coh}}}{V} \right)_A + \varphi_B \left(\frac{E_{\text{coh}}}{V} \right)_B - \left(\frac{E_{\text{coh}}}{V} \right)_{\text{mix}} \tag{9-2}$$

$$\varphi_A + \varphi_B = 1 \tag{9-3}$$

式中，

E_{coh}/V——体系的内聚能；

φ_A 和 φ_B——体积分数。

9.2.3　耗散粒子动力学模拟

耗散粒子动力学(DPD)模拟方法在第 6 章已有详细介绍，本节采用文献[19]报道的 PLA 分子量为 100000g/mol 进行 DPD 模拟。为了符合 MD 模型，采用相同分子量的 CMC 进行 DPD 模拟。由于认为 DPD 模拟中使用的珠子质量是相似的，因此根据高分子链的特征比(PLA 的特征比为 3.4，CMC 的特征比为 4.85)，单个珠子代表 5 个 CMC 重复单元，或 15 个 PLA 重复单元。PLA 和 CMC 链的珠子数、共混成分以及用于 DPD 模拟的珠子对 Flory-Huggins 相互作用参数如表 9-2 所示。

表 9-2　PLA/CMC 共混体系 DPD 模拟的参数

体系	链长(N_{DPD})		PLA 含量/%	$\chi_{\text{PLA-CMC}}$	$\alpha_{\text{PLA-CMC}}$
	PLA	CMC			
10PLA/0CMC	93	31	100	—	—
9PLA/1CMC	93	31	90	−0.89	22.09
8PLA/2CMC	93	31	80	−0.11	24.64
7PLA/3CMC	93	31	70	0.20	25.65
6PLA/4CMC	93	31	60	0.36	26.18
5PLA/5CMC	93	31	50	0.98	28.20

DPD 模拟单元的尺寸为 20×20×20，密度为 $\rho=3$，在正则系综(NVT)下，共有 $2.4×10^4$ 个具有周期边界条件的代表性珠子。同时，弹簧常数默认设为 4，耗散强度设为 4.5。模拟步数为 $1×10^5$，时间步长 $\Delta t = 0.05$，温度固定为 298K。

9.3　实 验 部 分

9.3.1　材料

研究使用的生物医学高分子材料分别为化学纯 PLA(6022D)和 CMC(羧化度≥90)。

9.3.2　复合线材的制备及 FDM 打印

首先，将组分比为 10∶0、9∶1、8∶2、7∶3、6∶4 和 5∶5 的 PLA/CMC 粉体在无磨球的氧化铝圆筒容器中混合，在 150r/min 的转速下搅拌处理 1h，在 80℃的干燥箱中干燥 3h。其次，将干燥后的混合粉体分别填充到单螺杆挤出机中，在 160℃下，转子转速为 20r/min，制成直径为 1.75mm 的线性复合材料。最后，利用 FDM 打印机将该复合线材打印成长方体和哑铃状试件用于实验测试。FDM 打印机喷嘴直径为 0.4mm，打印速度设置为 20mm/s，层厚 0.1mm，填充密度为 100%。喷嘴温度设为 210℃，平台温度设为 60℃。PLA/CMC 复合线材的制备、FDM 打印工艺及打印样品如图 9-3 所示。

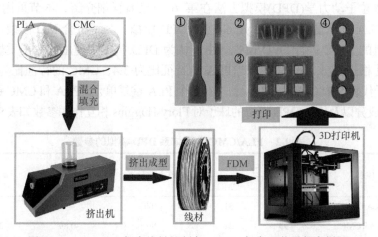

图 9-3　PLA/CMC 复合线材的制备、FDM 打印工艺及打印样品

①3D 打印的哑铃样品(20% CMC)；②3D 打印 "NWPU"；③3D 打印多孔方板(40% CMC)；④3D 打印骨板(50% CMC)

9.3.3　实验表征方法

以蒸馏水的接触角为依据，研究了复合材料的亲水性。接触角测量采用接触角测角仪，接触时间为 10s。

用傅里叶变换红外光谱仪研究了所有样品。所有光谱均在 4000～400cm^{-1} 的扫描范围获得，分辨率为 4cm^{-1}。样品被加载到 ATR 晶体区域并由一个压力臂固定。对每个样本进行了 40 次重复扫描，并取平均值。

利用 Netzsch DSC 214 对 PLA、CMC 及其共混材料进行热力学分析。在氮气环境下，以 10℃/min 的速度将样品从 20℃加热到 200℃。根据材料的热像图得到玻璃化转变温度(T_g)。

试样的抗拉强度在电子万能试验机上进行，测试温度为 25℃，拉伸速率为 200mm/min，压缩速率为 1mm/min，每组包含 5 个平行试样。

用日立台式扫描电子显微镜 TM4000 对样品的表面形貌进行分析。扫描电子束能量为 15kV，观测表面采用喷金处理。

9.4　结果和讨论

9.4.1　相互作用参数

通过式(9-1)计算得到的 Flory-Huggins 相互作用参数(χ_{ij})可能是正的，也可能是负的，正的 χ_{ij} 不一定表明是不混溶的，有一个临界值 χ_c 可以用来判断。根据 Flory-Huggins 理论，由以下公式计算出临界值 χ_c[20]：

$$\chi_c = \frac{1}{2}\left(\frac{1}{\sqrt{n_A}} + \frac{1}{\sqrt{n_B}}\right)^2 \tag{9-4}$$

式中，

n_A——高分子 A 重复单元的数目；

n_B——高分子 B 重复单元的数目。

一般而言，当 $\chi_{ij} \leqslant \chi_c$ 时，共混物被认为是混溶的。如果 χ_{ij} 略大于 χ_c，则混合物表现出部分混溶。χ_{ij} 越大，说明共混物中各组分完全不相容。因此，通过比较计算得到 χ_{ij} 和 χ_c，就可以预测共混物的混溶行为。

模拟中 PLA 和 CMC 聚合物链的重复单元数分别为 20 和 60，计算得到临界值 χ_c 为 0.062。PLA/CMC 共混物的 Flory-Huggins 相互作用参数随 CMC 含量(质量分数)变化如图 9-4 所示。

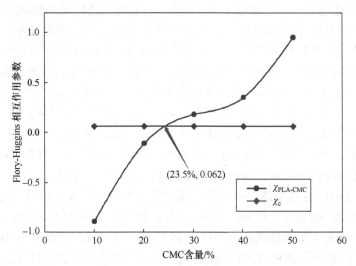

图 9-4　不同 CMC 含量 PLA/CMC 共混物的 Flory-Huggins 相互作用参数

MD 模拟得到 PLA/CMC 共混物的 Flory-Huggins 相互作用参数随着体系中 CMC 含量的增加从–1.06 增加到 1.35。如图 9-4 所示，共混体系中 CMC 含量为 23.5%时，Flory-Huggins 相互作用参数曲线与临界线相交，说明当 CMC 含量低于 23.5%时，PLA 与 CMC 是可混溶的。7PLA/3CMC 共混体系的 Flory-Huggins 相互作用参数非常接近 χ_c，说明 CMC 含量为 30%的混合物为部分混溶体系。CMC 含量为 30%~50%的共混物，其 Flory-Huggins 相互作用参数均在 χ_c 线之上，说明 PLA 与 CMC 在这些组分共混物中的混溶性较差。

9.4.2　分子间相互作用

对相关函数可用于表征微观结构和分子间的相互作用，通常在二元共混体系中，两种不同聚合物之间的对相关函数 $g(r)_{AB}$ 大于 $g(r)_{AA}$ 和 $g(r)_{BB}$，则表明这两种聚合物组分是可混溶的，反之则发生共混相分离[19,21]。

图 9-5 为不同组分比 PLA/CMC 共混体系中分子间的对相关函数。从图 9-5 可以看出，在 9PLA/1CMC 和 8PLA/2CMC 共混体系中(图 9-5(a)和(b))，PLA-CMC 的 $g(r)$ 要高于 PLA-PLA 和 CMC-CMC，说明在这些组分比下 PLA/CMC 共混物是完全可混溶的。随着共混体系中 CMC 含量的增加(图 9-5(c)~(e))，分子链间的 $g(r)$ 大小关系为 $g(r)_{PLA-PLA}>g(r)_{PLA-CMC}>g(r)_{CMC-CMC}$，即当共混体系中 CMC 含量超过 30%时，PLA 与 CMC 聚合物是不混溶的。但在 7PLA/3CMC 共混体系中 PLA-CMC 的 $g(r)$ 仅略小于 PLA-PLA 的 $g(r)$(图 9-5(c))，说明在该组分比下 PLA 和 CMC 是部分混溶的。

此外，PLA 和 CMC 的混溶性也能从主链碳原子间的对相关函数上反映出来(图 9-6)。从图 9-6(a)中可以看出，对于 PLA 分子链，纯 PLA 及其共混物在 $r=5.1$Å 附近出现了一个明显的峰值，所有 $g(r)$ 的变化趋势基本相同。纯 PLA 的第一个峰值明显高于其共混物，且随着 PLA 含量的减少，峰值变小。虽然这个峰本质上代表了平均链间距[22-23]，但在纯 PLA 和 PLA/CMC 共混物中，PLA 的链间距始终保持不变，说明在 CMC 的存在下 PLA 分子链的分布并没有发生明显变化，即 PLA 在共混物中以连续相的形式分布。对于 CMC 链，图 9-6(b)中纯 CMC 及其共混物的第一个峰出现在 $r=4.6$~4.8Å 附近。与 PLA 的链间距相比，CMC 的第一个峰值出现在更小的距离上，说明 CMC 比 PLA 更致密。与 PLA 分子链相比，纯 CMC 及其共混体系中 CMC 的第一个峰值大小关系为 5PLA/5CMC>6PLA/4CMC>7PLA/3CMC>纯 CMC>8PLA/2CMC>9PLA/1CMC。总的来说，CMC 在共混体系中的峰值随含量的增加而增大，但纯 CMC 的峰值在 7PLA/3CMC 和 8PLA/2CMC 之间。相比于单组分，其共混物出现更高的峰值，表明体系中出现了聚合物的团聚[22]。也就是说，当 CMC 含量大于 30%时，其在 PLA/CMC 共混体系中会发生团聚，但当 CMC 含量小于 20%时，CMC 在 PLA 基体中可以很好地分散。因此，上述观察结果再次表明，当共混物中 CMC 含量超过 30%时，PLA 和 CMC 的混溶性较差，这与 Flory-Huggins 相互作用参数计算结果有明显的对应关系。

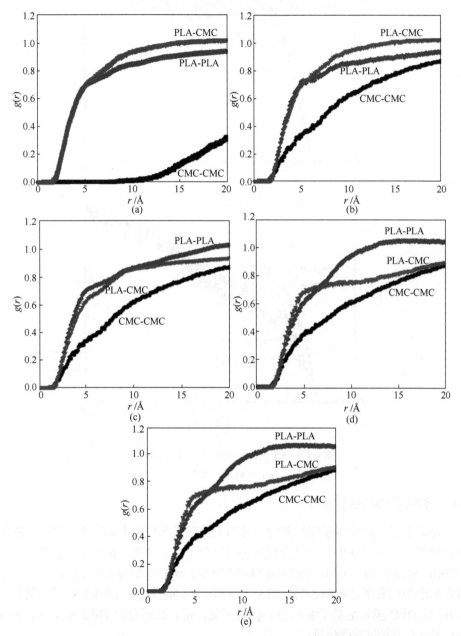

图 9-5　不同组分比 PLA/CMC 共混体系中分子间的对相关函数

(a) 9PLA/1CMC；(b) 8PLA/2CMC；(c) 7PLA/3CMC；(d) 6PLA/4CMC；(e) 5PLA/5CMC

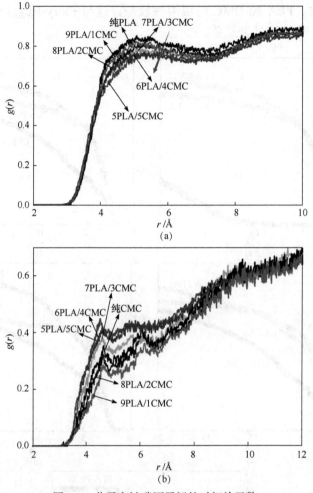

图 9-6　分子主链碳原子间的对相关函数

(a) PLA；(b) CMC

9.4.3　介观形貌和密度分布

通常聚合物共混体系的流变性和可加工性在很大程度上取决于其介观形貌和分布状态[24]，而介观形态可以直观地反映聚合物共混体系的混溶性。这里建立了 5 种不同组分比 PLA/CMC 共混物的 DPD 模型，研究了组分比对 PLA/CMC 共混物介观形貌和密度分布的影响。图 9-7 显示了不同组分比 PLA/CMC 共混物经过 $1×10^5$ 步 DPD 模拟后的平衡构象和相对密度分布。在所有的 DPD 模型中，密度分布沿(1 0 0)方向进行分析。

如图 9-7(a)和(b)所示，在 PLA 中分别加入 10%和 20%的 CMC 时，形成了完全有序的均匀相。PLA 和 CMC 的密度分布几乎没有波动，PLA 的密度大于 CMC

的密度。因此，当 CMC 含量为 10%和 20%时，PLA/CMC 共混体系在 298K 下为均一相，此时 PLA 和 CMC 聚合物的混溶性较好。当 CMC 含量为 30%时，从平衡形态可以观察到 CMC 的弱聚集(图 9-7(c))，同时聚合物密度分布也出现一些小的波动，说明该组分下的 PLA 和 CMC 共混物是不均匀的，呈部分混溶状态。随着 CMC 含量的不断增加，共混体系中出现了明显的相分离(图 9-7(d)和(e))，CMC 含量越高，相分离越明显，这也可以从聚合物高度波动的密度分布上反映出来。PLA/CMC 共混物的介观形貌和密度分布分析结果与 MD 模拟结果吻合较好。

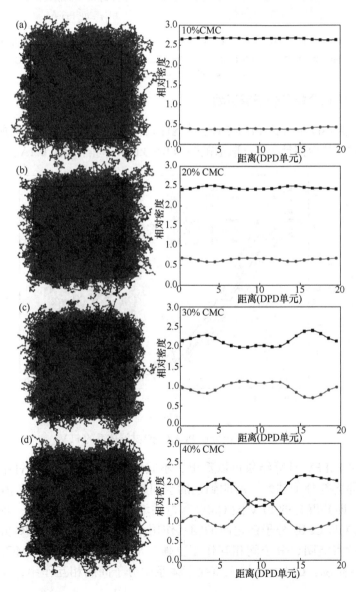

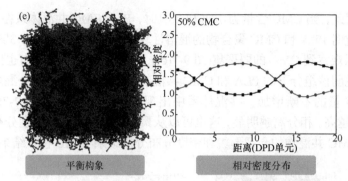

| 平衡构象 | 相对密度分布 |

图 9-7　不同 CMC 含量的 PLA/CMC 共混物的平衡构象和相对密度分布

(a) 10% CMC；(b) 20% CMC；(c) 30% CMC；(d) 40% CMC；(e) 50% CMC

■ PLA　● CMC

9.4.4　自由体积分数和分子链运动

图 9-8 为不同组分比 PLA/CMC 共混体系在不同探针半径下计算所得到的自由体积分数，其中探针半径 r 取值范围为 0～3.0Å，间隔 Δr 为 0.2Å。

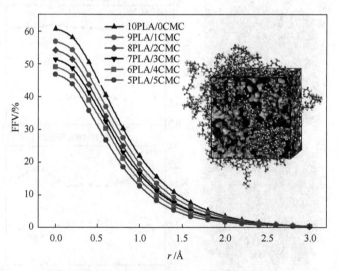

图 9-8　不同组分比 PLA/CMC 共混体系的 FFV

由图 9-8 FFV 计算结果可以看出，不同体系的 FFV 均随探针半径的增大而减小，即溶剂分子越大，所能到达的空间越小。CMC 加入后，体系的 FFV 明显降低，即共混物的 FFV 随 CMC 含量的增加而降低。产生这一现象的主要原因是 PLA 与 CMC 分子链之间的相互作用，与 PLA 相比，CMC 分子链具有更多的极性官能团，分子间相互作用更强，从而降低了 PLA/CMC 共混物的 FFV。也就是说，CMC 的加入增强了体系中分子间的相互作用，减小了体系中分子之间的距离，最终使体系更加致密。这一结论与表 9-1 中计算和实验密度结果是一致的。

本章选取不同体系中 PLA 分子链的 MSD 来描述分子链运动能力，图 9-9 为298K 温度下不同组分比 PLA/CMC 共混体系中 PLA 分子链的 MSD。

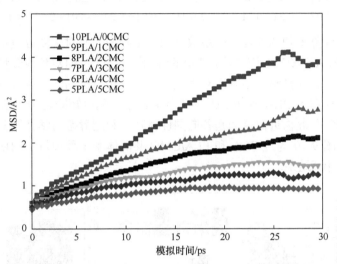

图 9-9　不同组分比 PLA/CMC 共混体系中 PLA 分子链的 MSD

MSD 曲线的斜率表示聚合物分子的运动能力。纯 PLA 与 PLA/CMC 共混物的 MSD 差距较大，说明加入 CMC 后 PLA 分子链的运动受到了很大限制。随着共混体系中 CMC 含量的增加，PLA 的 MSD 逐渐减小，表明 PLA 分子链的运动能力随 CMC 含量的增加而变差。这一结论与上述 FFV 的分析结果一致。

9.4.5　静态力学性能分析

通过对纯 PLA 及 PLA/CMC 共混复合材料在 298K 温度下平衡模型的分析，得到了其静态力学性能。对于纯 PLA 体系，其刚度矩阵计算结果为(单位 GPa)

$$
C_{ij} = \begin{bmatrix}
4.66\pm0.41 & 2.26\pm0.28 & 1.61\pm0.37 & -0.41\pm0.36 & 0.41\pm0.23 & -0.18\pm0.32 \\
2.26\pm0.28 & 4.05\pm0.30 & 1.50\pm0.28 & -0.59\pm0.35 & 1.13\pm0.41 & -0.72\pm0.37 \\
1.41\pm0.37 & 1.50\pm0.28 & 4.60\pm0.28 & -0.52\pm0.24 & 1.11\pm0.35 & -0.68\pm0.21 \\
-0.41\pm0.36 & -0.59\pm0.35 & -0.52\pm0.24 & 1.28\pm0.33 & 0.14\pm0.29 & -0.01\pm0.23 \\
0.41\pm0.23 & 1.13\pm0.41 & 1.11\pm0.35 & 0.14\pm0.29 & 1.37\pm0.43 & 0.41\pm0.19 \\
-0.18\pm0.32 & -0.72\pm0.37 & -0.68\pm0.21 & -0.01\pm0.23 & 0.41\pm0.19 & 1.74\pm0.24
\end{bmatrix} \tag{9-5}
$$

作为典型代表性共混体系，8PLA/2CMC 对应的刚度矩阵为(单位 GPa)

$$C_{ij} = \begin{bmatrix} 7.44\pm0.32 & 3.37\pm0.31 & 3.75\pm0.48 & -0.38\pm0.26 & -0.28\pm0.19 & -0.02\pm0.27 \\ 3.77\pm0.31 & 8.53\pm0.29 & 4.13\pm0.41 & 0.50\pm0.25 & -0.05\pm0.32 & -0.21\pm0.31 \\ 3.35\pm0.48 & 4.13\pm0.41 & 7.42\pm0.30 & -0.20\pm0.34 & -0.47\pm0.28 & 0.08\pm0.41 \\ -0.38\pm0.26 & 0.50\pm0.25 & -0.20\pm0.34 & 2.06\pm0.26 & -0.28\pm0.33 & -0.01\pm0.24 \\ -0.28\pm0.19 & -0.05\pm0.32 & -0.47\pm0.28 & -0.28\pm0.33 & 2.02\pm0.33 & -0.01\pm0.37 \\ -0.02\pm0.27 & -0.21\pm0.31 & 0.08\pm0.41 & -0.01\pm0.24 & -0.01\pm0.37 & 1.82\pm0.41 \end{bmatrix} \quad (9\text{-}6)$$

由上述计算得到的弹性刚度系数可知，矩阵中的非对角线分量不为零，表明纯 PLA 和 PLA/CMC 共混物不是理想的各向同性材料。但对角线分量要比非对角线分量大得多，并且整个矩阵沿对角线分量几乎是对称的，意味着各向同性材料的关键特征存在于 PLA 和 PLA/CMC 共混体系的刚度矩阵之中。这表明将 PLA 及 PLA/CMC 共混物近似认为是各向同性材料，利用静态力学计算其力学性能仍是可行的。图 9-10 为纯 PLA 和 PLA/CMC 共混体系工程模量、泊松比和柯西压 ($C_{12}-C_{44}$)的计算结果。

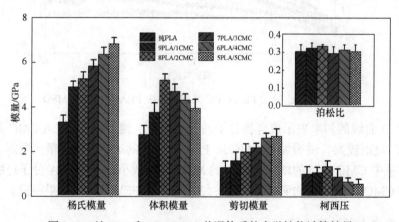

图 9-10　纯 PLA 和 PLA/CMC 共混体系的力学性能计算结果

由图 9-10 可知，体系的杨氏模量和剪切模量随 CMC 含量的增加而增加，说明 CMC 的引入可以提高共混体系的刚度和硬度。这一结果与 FFV 的分析结果一致。CMC 含量越高，自由体积越小，刚度和硬度越强。这一现象主要归因于 CMC 的六原子环引入的刚性和分子间链相互作用。

此外，体积模量和柯西压随着共混体系中 CMC 含量的增加呈现先增加后降低的变化趋势。体积模量和柯西压在 CMC 含量为 20%(8PLA/2CMC)时最大，与纯 PLA 相比，体积模量和柯西压分别从 2.81GPa 和 0.98GPa 增加到 4.98GPa 和 1.31GPa，增幅分别为 77%和 34%。也就是说，CMC 的加入可以显著提高 PLA 的断裂强度和延展性，但不会随 CMC 含量的增加而单调增加。当共混体系中 CMC 含量为 20%时，共混体系具有最佳的抗断裂性能和韧性。产生这一现象的主要原因是 CMC 的团聚行为,当 CMC 含量低于 20%时,CMC 可以在共混体系中均匀分散。泊松比(γ)在 0.2~0.4,表明纯 PLA 和 PLA/CMC 共混体系呈现出塑料材料的特征[25],这一特点符合 FDM 材料的打印加工要求。

9.4.6　结合能分析

为了更好地比较共混体系中不同组分之间的相互作用,选取纯 PLA(10PLA/0CMC)和 5PLA/5CMC 来计算 PLA-PLA 和 PLA-CMC 的结合能,并建立纯 CMC(0PLA/10CMC)模型来计算 CMC-CMC 的结合能,每个组分代表相同的分子链。所有能量都在 Dreiding 力场下进行计算,该力场可以得到每个部分的氢键键能。不同体系结合能及相应氢键键能的计算结果见表 9-3。

表 9-3　不同体系结合能及相应氢键键能的计算结果　　(kcal/mol)

体系	E_{total}	E_1	E_2	E_{inter}	E_{bind}	$E_{H\ bond}$
10PLA/0CMC	9513.99	5354.26	5399.70	−1239.97	1239.97	18.25
5PLA/5CMC	10074.79	5383.31	6174.25	−1482.77	1482.77	333.19
0PLA/10CMC	10362.92	6191.06	6195.81	−2237.08	2023.95	560.99

通过分析表 9-3 结合能的计算结果可以看出,PLA-CMC 的结合能明显大于 PLA-PLA 的结合能,小于 CMC-CMC 的结合能。也就是说,随着 CMC 的加入,体系的结合能增加,即 CMC 的加入提高了分子间的相互作用。这主要是因为 CMC 分子链上极性官能团的作用,如羟基(—OH)、氨基(—NH$_2$)和羧基(—COOH)。极性官能团的加入会使体系分子间相互作用变强,进而使体系的密度变大、FFV 变小。CMC 的加入也大大提高了 PLA/CMC 共混体系的亲水性,这可以从水在共混物表面的接触角来判断(图 9-11)。接触角越小,亲水性越好。因此,在 CMC 含量允许的情况下,CMC 含量越高,共混聚合物的亲水性越好。这意味着极性官能团可以使水与材料表面的界面相互作用更强,从而产生更好的亲水性,利于细胞的黏附、增殖和分化。

不同体系的结合能大小关系表明,与 PLA 相比,CMC 分子链更容易彼此发生相互作用。但当 CMC 含量较高时,这种现象会导致 PLA/CMC 共混物出现相分离现象,这也是随着 CMC 含量的增加,PLA/CMC 共混体系断裂强度和延展性先增大后减小的原因。此外,氢键键能的变化趋势与结合能的变化趋势一致,随着 CMC 含量的增加,氢键键能逐渐增大。与 PLA/CMC 共混体系相比,纯 PLA 体系的氢键键能很小,几乎可以忽略不计。这表明共混物的氢键主要是由 CMC 的极性官能团产生的。为了确定 PLA 和 CMC 之间是否发生氢键作用,通过 FTIR 谱图观测特定官能团吸收红外能量的振动频率来研究材料的特性。PLA、CMC 及

其共混物的 FTIR 谱图如图 9-12 所示。通过观察 3420cm^{-1} 处的吸光度峰(—NH 和
—OH 的自由伸缩振动)来监测 PLA 和 CMC 之间的氢键。随着共混物中 CMC 含
量的增加，—NH 和—OH 的吸光峰强度增大，并向较低的波数偏移，表明 CMC
与 PLA 之间形成了大量的氢键。此外，纯 PLA 的—NH 和—OH 吸收峰非常弱，
几乎可以忽略，表明纯 PLA 的氢键作用非常弱。这一结论与氢键键能的计算结果
吻合较好，再次证明了模拟结果的可靠性与准确性。

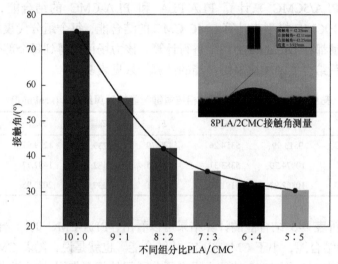

图 9-11　不同组分材料表面接触角测量结果

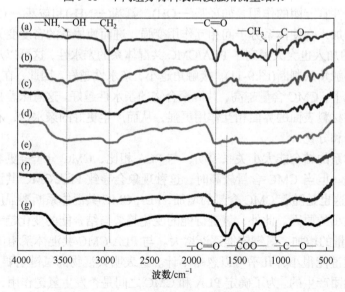

图 9-12　PLA、CMC 及其共混物的 FTIR 谱图

(a) 纯 PLA；(b) 9PLA/1CMC；(c) 8PLA/2CMC；(d) 7PLA/3CMC；(e) 6PLA/4CMC；(f) 5PLA/5CMC；(g) 纯 CMC

9.4.7　拉伸测试和失效分析

为进一步验证模拟所得力学性能的可靠性和准确性，打印了 6 组不同组分比的样品进行拉伸试验，每组包含 5 个试样，对每个数据取 5 个平行试样的抗拉强度和杨氏模量的平均值。不同组分比 PLA/CMC 共混样品拉伸试验及结果如图 9-10 所示。

从图 9-13(c)～(e)的拉伸试验结果可以看出，与纯 PLA 相比，随着体系中 CMC 含量的增加，其抗拉强度(图 9-13(d))先增大后减小，其中 8PLA/2CMC 的抗拉强度最大，说明 8PLA/2CMC 共混物的抗断裂性能和韧性最好。这与模拟计算的体积模量和剪切模量基本一致。同时，杨氏模量(图 9-13(e))随着 CMC 含量的增加而增加，说明 CMC 的加入可以提高共混物的刚度，这与计算的杨氏模量表现一致。也就是说，实验得到的力学性能变化趋势与模拟计算结果是一致的。但是，通过比较数值大小发现，杨氏模量等力学性能的实验结果小于模拟计算结果。产生这种现象的主要原因是模拟系统没有缺陷，处于理想状态，而实际样品中存在各种缺陷，会降低弹性模量的测量值。

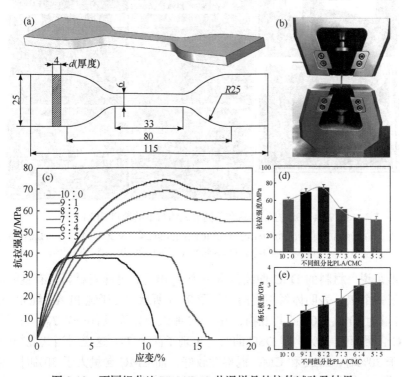

图 9-13　不同组分比 PLA/CMC 共混样品的拉伸试验及结果

(a) 拉伸试验的标准模型及尺寸(mm)；(b) 拉伸试验；(c) 试样的代表性应力-应变；(d) 抗拉强度；(e) 杨氏模量

打印样品断面 SEM 照片如图 9-14 所示，从中可以分析材料的微观失效机制。

对于纯 PLA(图 9-14(c))，光滑的表面形貌和一些结构缺陷表明材料是均匀的。对于 9PLA/1CMC(图 9-14(d))和 8PLA/2CMC(图 9-14(e))共混物，除了存在一些结构缺陷外，断口形貌仍呈均一性。与纯 PLA 相比，其表面形貌不光滑，但没有出现明显的相分离和团聚行为。这意味着 PLA 和 CMC 在这些组分比下是混溶的。但当 CMC 含量达到 30%时(图 9-14(f)～(h))，表面形貌变得更为粗糙，从断面的 SEM 照片可以看到明显的相分离和团聚现象，且随着 CMC 含量的增加，相分离和团聚现象更加明显。这一现象与 DPD 模拟结果相符，也很好地说明了 CMC 加入后，抗拉强度先升高后降低的原因。为了进一步验证这一结论，得到了 PLA、CMC 及其共混物的 DSC 曲线，如图 9-15 所示。

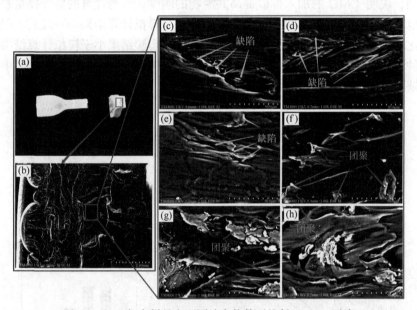

图 9-14　3D 打印样品在不同放大倍数下的断口 SEM 照片

(a) 失效样品；(b) 断面 SEM 照片(×30)；(c) 纯 PLA(×1000)；(d) 9PLA/1CMC(×1000)；(e) 8PLA/2CMC(×1000)；
(f) 7PLA/3CMC(×1000)；(g) 6PLA/4CMC(×1000)；(h) 5PLA/5CMC(×1000)

一般来说，材料的 DSC 曲线只有一个 T_g 出现，意味着材料具有良好的混溶性，多于一个 T_g，表明体系不混溶。如图 9-15 所示，对于纯 PLA、纯 CMC 以及 CMC 含量为 10%、20%的共混物，其 DSC 曲线上始终只有一个 T_g，而当共混物中 CMC 含量超过 30%，其 DSC 曲线上出现了两个 T_g。这说明当共混物中 CMC 含量小于 30%时，PLA 和 CMC 混溶性较好，而 CMC 含量大于 30%时，体系为不混溶体系。热分析结果同样证实了仿真结果的可靠性。

因此，CMC 含量达到 30%后，随着 CMC 含量的增加，抗拉强度急剧下降，其中材料的相分离和团聚行为是根本原因。

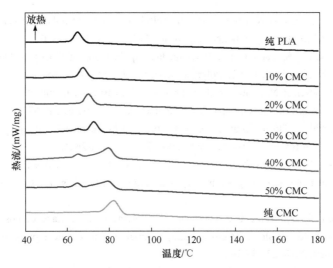

图 9-15　PLA、CMC 及其共混物的 DSC 曲线

9.5　本 章 小 结

本章采用分子模拟结合实验的方法，研究了不同组分比(10∶0、9∶1、8∶2、7∶3、6∶4、5∶5)PLA/CMC 复合材料的共混性、微观结构、力学性能、亲水性、热力学特性以及相互作用机理等，阐明了材料组分比与共混材料性能间的关系。主要包括以下方面：

(1) 利用分子动力学和耗散粒子动力学模拟方法对不同组分比 PLA/CMC 共混体系进行了建模，研究了不同组分比共混体系的混溶性、自由体积分数、分子链运动、静态力学性能以及分子间相互作用等，得到了组分比对材料结构、性能和相态等的影响规律。

(2) 采用熔融混合法制备复合材料，挤压成纤维材料进行 FDM 打印，并打印样品进行实验，通过水接触角、傅里叶变换红外光谱、拉伸测试和扫描电子显微镜等实验研究了共混体系的性能，验证了模拟结果的准确性。

(3) 对比分析了不同组分比的性能表现，筛选出了 8PLA/2CMC 这一最佳组分比，并从分子间相互作用机理的层面解释了材料力学性能表现规律的内在原因，为深入研究和设计用于 3D 打印骨支架的 PLA/CMC 复合材料提供了理论指导。

参 考 文 献

[1] Landes C A, Lrener S, Menzer M, et al. Resorbable plate osteosynthesis of dislocated or pathological mandibular fractures: A prospective clinical trial of two amorphous L-/DL-Lactide copolymer 2-mm miniplate systems [J]. Plast Reconstructive Surgery, 2003, 111(2): 601-610.

[2] Murphy C A, Collins M N. Microcrystalline cellulose reinforced polylactic acid biocomposite filaments for 3D printing [J]. Polymer Composites, 2018, 38(4):1311-1320.

[3] Ulery B D, Nair L S, Laurencin C T. Biomedical applications of biodegradable polymers [J]. Journal of Polymer Science Part B: Polymer Physics, 2011, 49 (12):832-864.

[4] Barfod G, Svendsen R N. Synovitis of the knee after intraarticular fracture fixation with Biofix® Report of two cases [J]. Acta Orthopaedica Scandinavica, 1992, 63(6):680-681.

[5] Böstman O, Pihlajamäki H. Clinical biocompatibility of biodegradable orthopaedic implants for internal fixation: A review [J]. Biomaterials, 2000, 21(24): 2615-2621.

[6] Xu T, Yang H, Yang D, et al. Polylactic acid nanofiber scaffold decorated with chitosan islandlike topography for bone tissue engineering [J]. ACS Applied Materials & Interfaces, 2017, 9(25): 21094-21104.

[7] Raisipour-Shirazi A, Ahmadi Z, Garmabi H. Polylactic acid nanocomposites toughened with nanofibrillated cellulose: Microstructure, thermal, and mechanical properties [J]. Iranian Polymer Journal, 2018, 27:785-794.

[8] Zhou T, Wang N, Xue Y, et al. Development of biomimetic tilapia collagen nanofibers for skin regeneration through inducing keratinocytes differentiation and collagen synthesis of dermal fibroblasts[J]. ACS Applied Materials & Interfaces, 2015, 7: 3253-3262.

[9] Caires H R, Esteves T, Quelhas P, et al. Macrophage interactions with polylactic acid and chitosan scaffolds lead to improved recruitment of human mesenchymal stem/stromal cells: A comprehensive study with different immune cells [J]. Journal of the Royal Society Interface, 2016, 13(122): 20160570.

[10] Thomas M S, Pillai P K S, Faria M, et al. Electrospun polylactic acid-chitosan composite: A bio-based alternative for inorganic composites for advanced application [J]. Journal of Materials Science: Materials in Medicine, 2018,29: 137.

[11] Manna S, Banerjee R K, Augsburger J J, et al. Biodegradable chitosan and polylactic acid-based intraocular micro-implant for sustained release of methotrexate into vitreous: Analysis of pharmacokinetics and toxicity in rabbit eyes [J]. Graefes Archive for Clinical and Experimental Ophthalmology, 2005, 253(8): 1297-1305.

[12] Karplus M, Andrew J. McCammon molecular dynamics simulations of biomolecules [J]. Nature Structural Biology, 2002, 9: 646-652.

[13] Lv J, Yin X, Zeng Q, et al. Preparation of carboxymethyl chitosan nanofibers through electrospinning the ball-milled nanopowders with poly (lactic acid) and the blood compatibility of the electrospun NCMC/PLA mats [J]. Journal of Polymer Research, 2017, 24: 60.

[14] Zhu G Q, Wang F G, Xu K J, et al. Structure and properties of carboxymethyl chitosan film modified by poly(L-lactic acid) [J]. Asian Journal of Chemistry, 2014, 26: 33-35.

[15] Cai K, Yao K, Li Z, et al. Rat osteoblast functions on the o-carboxymethyl chitosan-modified poly(D,L-lactic acid) surface [J]. Journal of Biomaterials Science-Polymer Edition, 2001, 12: 1303-1315.

[16] Wei Q, Wang Y, Chai W, et al. Molecular dynamics simulation and experimental study of the bonding properties of polymer binders in 3D powder printed hydroxyapatite bioceramic bone

scaffolds [J]. Ceramics International, 2017, 43(16): 13702-13709.

[17] Wei Q, Wang Y, Li X, et al. Study the bonding mechanism of binders on hydroxyapatite surface and mechanical properties for 3DP fabrication bone scaffolds [J]. Journal of the Mechanical Behavior of Biomedical Materials, 2016, 57: 190-200.

[18] Case F, Honeycutt J. Will my polymers mix? Methods for studying polymer miscibility[J]. Trends in Polymer Science, 1994, 2: 259-266.

[19] Takhulee A, Takahashi Y, Vao-soongnern V. Molecular simulation and experimental studies of the miscibility of polylactic acid/polyethylene glycol blends [J]. Journal of Polymer Research, 2017, 24: 8.

[20] Luo Z, Jiang J. Molecular dynamics and dissipative particle dynamics simulations for the miscibility of poly(ethylene oxide)/poly(vinyl chloride) blends [J]. Polymer, 2010, 51: 291-299.

[21] Akten E D, Mattice W L. Monte carlo simulation of head-to-head, tail-to-tail polypropylene and its mixing with polyethylene in the melt [J]. Macromolecules, 2001, 34(10): 3389-3395.

[22] Saha S, Bhowmick A K. Computer aided simulation of thermoplastic elastomer from poly (vinylidene fluoride)/hydrogenated nitrile rubber blend and its experimental verification [J]. Polymer, 2017, 112: 402-413.

[23] Eslami H, Kesik M, Karimi-Varzaneh H A, et al. Sorption and diffusion of carbon dioxide and nitrogen in poly(methyl methacrylate) [J]. The Journal of Chemical Physics, 2013,139: 124902-124909.

[24] Gai J G, Li H L, Schrauwen C, et al. Dissipative particle dynamics study on the phase morphologies of the ultrahigh molecular weight polyethylene/polypropylene/poly(ethylene glycol) blends [J]. Polymer, 2019, 50(1): 336-346.

[25] Zhao W, Li M, Fang T, et al. The molecular simulation of the miscibility, mechanical properties and physical cross-linking behavior of the poly(vinyl alcohol)/poly(acrylicacid) composited membranes [J]. Molecular Simulation, 2016, 42: 927-935.

第 10 章　CNT 对 PLA 基体材料改性及增强机理

10.1　引　言

由前文所知，随着 FDM 打印技术的出现，PLA 及其复合材料可以根据实际需求制备成具有任意复杂拓扑结构的构件，极大地满足了临床植入体个性化定制的需求[1-3]。但 PLA 相对较低的机械强度、较差的韧性以及较差的细胞亲和性限制了其临床应用。第 8、9 章通过人工合成高分子材料和天然高分子材料来对 PLA 进行共混改性，从而达到材料机械性能和生物性能改善的目的[4-6]。另一种常用的共混改性方式，是将 PLA 聚合物与某种纳米填料混合形成聚合物纳米复合材料，添加纳米粒子是改性聚合物材料力学性能的一种有效方法[7]。大量研究表明，纳米尺度特征对细胞层次水平具有一定的调控作用，可诱导良好的细胞行为，包括黏附、增殖、分化、迁移、基因表达和信号转导等[8-10]。也就是说，将纳米材料加入聚合物基质中，不仅可以增强材料的力学性能，还可以改善材料的生物性能。

与其他纳米材料相比，碳纳米管(carbon nano tube, CNT)作为骨组织工程材料具有可靠的理论支撑。CNT 与 PLA 基体形成强界面相互作用，有助于有效转移载荷，增强复合材料的强度和韧性[11-13]。此外，CNT 具有独特的三维多孔结构，由于其高比表面积和适当的孔隙率，有利于蛋白质吸附、细胞黏附生长和骨组织中细胞外基质(ECM)的物质交换[14-15]。以上这些特点在很大程度上弥补了 PLA 力学性能和细胞亲和力差的缺陷，因此 PLA/CNT 复合材料有望成为一种理想的骨支架基体材料。

当前，人们对 PLA/CNT 复合材料已进行了大量的研究，并取得了许多成果。Wang 等[16]开发了 3D 打印的 PLA/CNT 复合材料，在获得良好电磁干扰屏蔽性能的同时，还获得了较高的力学性能。Zhou 等[17]采用 CNT 与 PLA 熔融共混法制备了 PLA/CNT 复合材料，并研究了 CNT 含量对 PLA/CNT 纳米复合材料力学性能、热学性能、结晶度和形貌的影响。Chiu 等[18]和 Kong 等[19]较早对 PLA/CNT 复合材料开展研究，成功地将 CNT 嵌入 PLA 基体中形成了复合纳米结构，并对复合材料的力学性能、电学性能、热性能和形态结构进行了表征。分析发现，对 PLA/CNT 复合材料的研究都是通过实验的方法开展的，而原子水平上的增强机制还不明确。由于聚乳酸和碳纳米管的长度和时间尺度都很小，加上原子水平的动力学，传统的实验很难或不可能研究聚乳酸和碳纳米管的分子间相互作用。

本章为了研究 CNT 增强聚乳酸复合材料的结构和性能及增强机理，分别构建了纯 PLA 及其与不同类型官能团化 CNT 增强复合材料的分子模型，研究了不同类型的碳纳米管对聚乳酸结构和性能的影响，并从原子尺度阐述了 CNT 的增强机理。本章对合理设计和制备具有优良性能的 PLA/CNT 复合骨支架基体材料具有重要意义。

10.2　模型和模拟细节

10.2.1　PLA 和 CNT 的分子模型

本书根据分子建模的基本准则，构建了具有 30 个重复单元的 PLA 分子链(图 10-1(a))，用于 PLA/CNT 复合材料建模。同时，为了研究不同类型 CNT 带来的影响，分别模拟了长度为 34.43Å 的纯 CNT(6,6)(图 10-1(b))和羧基(—COOH)、氨基(—NH$_2$)以及羟基(—OH)功能化的 CNT。对于功能化的碳纳米管，为了排除其他因素对复合材料性能的影响，分别在碳纳米管四面的相同位置对称接枝了 16 个官能团(图 10-1(c)~(e))。对于所有初始晶胞模型，CNT 均被放置于立方晶胞模型中心，晶胞参数为 34.43×34.43×34.43Å^3。

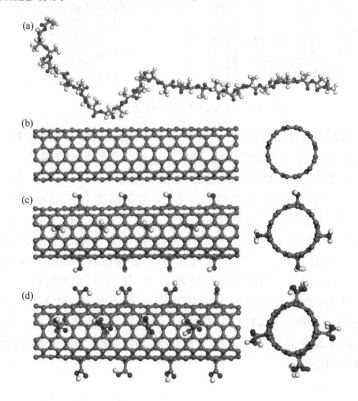

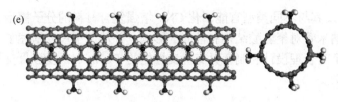

图 10-1　PLA 和 CNT 的分子模型

(a) PLA 分子链；(b) 纯 CNT；(c) —OH 功能化 CNT；(d) —COOH 功能化 CNT；(e) —NH$_2$ 功能化 CNT

10.2.2　模拟细节及 PLA/CNT 的平衡模型

利用 Amorphous Cell 模块将 PLA 分子链包裹在 CNT(6,6)周围，构建 PLA/CNT 初始模型。PLA 的堆积密度设为 1.24g/cm^3，对应其实验密度[20]，其中每个复合材料模型中均含有 13 条 PLA 分子链。具体的建模过程如图 10-2 所示。

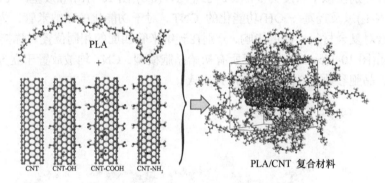

图 10-2　PLA/CNT 复合材料的建模过程

封装完成后，对初始模型进行 5000 次几何优化，以消除不利的相互作用，并采用智能最小化方法进行几何优化。随后，进行一系列的 MD 模拟，得到了性能分析的最终平衡模型。MD 模拟过程及参数设置均与 5.2.4 小节类似，其中 NPT-MD 模拟时间取决于 PLA/CNT 模型的密度变化，如果密度不变，则认为仿真时间足够。图 10-3 为 PLA/CNT-NH$_2$ 复合材料模型 NPT 系综下 MD 模拟时的密度变化。在该模拟过程中，由于 PLA 与 CNT-NH$_2$ 的相互作用，其密度先增加后保持不变。

经过上述 MD 模拟，可以得到 PLA/CNT 复合材料的最终平衡分子模型，如图 10-4(b)~(e)所示。为了更好地说明 CNT 对 PLA 基体材料性能的影响，构建了与 PLA/CNT 复合材料分子模型尺寸相近的纯 PLA 分子模型，如图 10-4(a)所示。其中，CNT 以范德华原子堆积方式显示为深色，即所有模型中的 CNT 均呈现为半径与原子范德华半径相等的球体。分子模型中的其他原子以球棍的形式显示。

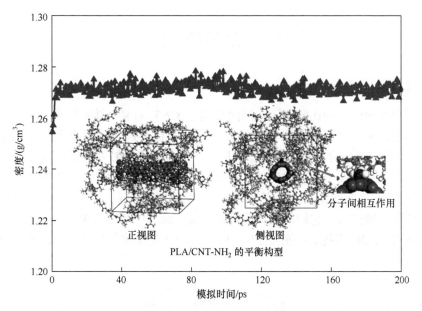

图 10-3　PLA/CNT-NH$_2$复合材料模型在 NPT-MD 模拟过程中的密度变化

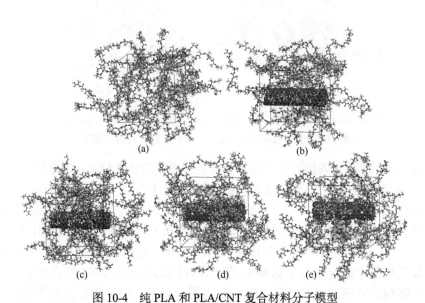

图 10-4　纯 PLA 和 PLA/CNT 复合材料分子模型

(a) 纯 PLA 分子模型；(b) PLA/CNT 分子模型；(c) PLA/CNT-NH$_2$分子模型；(d) PLA/CNT-OH 分子模型；

(e) PLA/CNT-COOH 分子模型

10.3　结果和讨论

10.3.1　组分的浓度分布

　　为了更好地研究和比较不同官能团功能化 CNT 对复合体系中聚合物链浓度分布的影响，将不同模型中的 CNT 全部固定，并在 NVT 系综下进行 MD 模拟，研究 CNT 类型对聚合物链浓度分布的影响。通过观察 MD 模拟过程中复合材料的构象，可以发现一个有趣的现象，PLA 分子链倾向于吸附在 CNT 表面，PLA 分子链与 CNT 之间的距离逐渐变小。图 10-5 为 MD 模拟前后 PLA/CNT-OH 复合材料的构象。通过对比它们的侧视图可以发现，经过一系列的 MD 模拟后，PLA 分子链向 CNT-OH 靠拢，特别是 CNT 和 PLA 分子链上官能团之间的距离难以区分，非常窄。

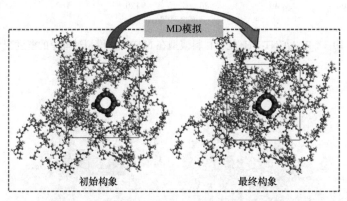

图 10-5　MD 模拟前后 PLA/CNT-OH 复合材料的构象

　　为了进一步研究各组分在不同复合材料体系中的浓度分布，对不同复合材料模型的最终平衡模型中各组分的相对浓度分布进行了分析。图 10-6 显示了 PLA/CNT 复合材料中不同组分沿(0 0 1)方向(垂直于 CNT 方向)的相对浓度分布。

　　通过对比不同 PLA/CNT 复合材料中 PLA 分子链的相对浓度分布(图 10-6)，可以看出 PLA 的相对浓度分布存在显著的差异，意味着 CNT 类型对 PLA 分子在复合材料中的分布有显著影响。靠近 CNT 表面，PLA/CNT 复合材料中 PLA 分子链的相对浓度对称分布在 CNT 的周围。对于 PLA/CNT 复合材料，PLA 的相对浓度越靠近 CNT 表面，其值越小，表明 PLA 在纯碳纳米管上的吸附作用很弱。PLA/CNT-COOH、PLA/CNT-OH 和 PLA/CNT-NH$_2$ 中，与 PLA/CNT 复合材料相比，功能化 CNT 周围 PLA 聚合物的相对浓度较大，其排序为 PLA/CNT-COOH>PLA/CNT-OH>PLA/CNT-NH$_2$。造成这一现象的主要原因是

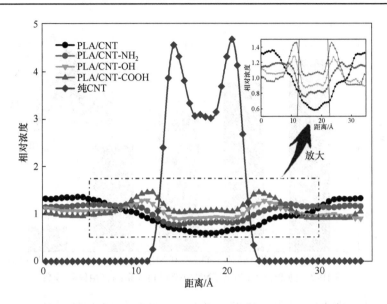

图 10-6　纯 CNT 和 PLA/CNT 复合材料中不同组分的相对浓度分布

PLA 与 CNT 的分子间相互作用，分子间相互作用越大，CNT 周围的 PLA 相对浓度就越高。也就是说，与纯 CNT 相比，功能化的 CNT 与 PLA 分子链的相互作用更强，且与 CNT-COOH 的相互作用强于与 CNT-OH 和 CNT-NH$_2$ 间的相互作用。

10.3.2　自由体积分数

自由体积是指模型中构件之间的空隙空间，可以反映系统的微观结构[21]。在分子模拟中，系统中所有的原子都由对应的范德华半径的硬球表示，自由体积可以用 Connolly 表面方法进行计算[22]。将探针半径设置为 1Å 来计算体系的自由体积。为了研究 CNT 对 PLA 自由体积分数的影响，这里计算的自由体积不包括 CNT 内的自由体积。纯 PLA 和 PLA/CNT 复合材料体系的 V_o、V_f 和 FFV 的计算结果如表 10-1 所示。图 10-7 为纯 PLA 和 PLA/CNT 复合材料体系的 FFV 柱状图。

表 10-1　纯 PLA 和 PLA/CNT 复合材料体系的自由体积计算结果

项目	纯 PLA	PLA/CNT	PLA/CNT-NH$_2$	PLA/CNT-OH	PLA/CNT-COOH
V_o/Å^3	30948.27	32221.49	31939.42	31624.21	32098.15
V_f/Å^3	6819.82	6804.91	6378.36	5928.54	5082.64
FFV	18.06%	17.44%	16.65%	15.79%	13.67%

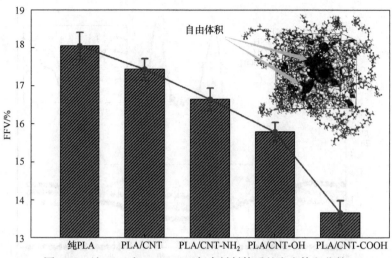

图 10-7　纯 PLA 和 PLA/CNT 复合材料体系的自由体积分数

表 10-1 和图 10-7 说明了纯 PLA 和 PLA/CNT 复合材料体系 FFV 的差异。与纯 PLA 体系的 FFV 相比，PLA/CNT 复合材料体系的 FFV 更小，其排序为纯 PLA > PLA/CNT > PLA/CNT-NH$_2$ > PLA/CNT-OH > PLA/CNT-COOH，表明 CNT 使体系更加致密。体系的密度越大，表明体系中各组分的分子间相互作用越强。根据计算的 FFV，可以推断出 CNT 与 PLA 分子间的相互作用大小排序为 CNT-COOH > CNT-OH > CNT-NH$_2$ > CNT，这与 PLA 的相对浓度分布表现不一致。值得注意的是，与功能化的 CNT 相比，纯 CNT 表面没有极性官能团，但 CNT 极强的表面吸附能力仍然可以拉近组分之间的间距，这也是 PLA/CNT 的 FFV 小于纯 PLA 的原因。

10.3.3　体系中 PLA 分子链的迁移

以往的研究表明，聚合物的性能与节段运动有关[21,23]，因此研究聚合物分子链在体系中的运动有助于理解材料的性能。为了估计纯 PLA 及其复合体系中 PLA 分子链的柔顺性和迁移率，通过计算 PLA 的均方位移(MSD)来表征 PLA 分子链的运动。不同体系中 PLA 分子链在室温(298K)下的 MSD 曲线如图 10-8 所示。

由前文可知，MSD 越大表明分子的移动性和柔顺性越好。从图 10-8 可以看出，纯 PLA 和 PLA/CNT 复合体系中 PLA 分子链的 MSD 曲线差距较大，说明 CNT 的引入极大地限制了 PLA 分子链的移动性和柔顺性。此外，通过比较 MSD 曲线数值的大小，可以发现纯 PLA 和 PLA/CNT 复合材料 MSD 的大小关系为 PLA > PLA/CNT > PLA/CNT-NH$_2$ > PLA/CNT-OH > PLA/CNT-COOH，MSD 的变化趋势与 FFV 的大小关系一致。因此，PLA 分子链的迁移率不仅与分子间的相互作用有关，还与 PLA 分子链可以移动的自由体积有关。分子间相互作用越大，MSD 就越小；FFV 越大，自由体积空间越大，MSD 就越大。

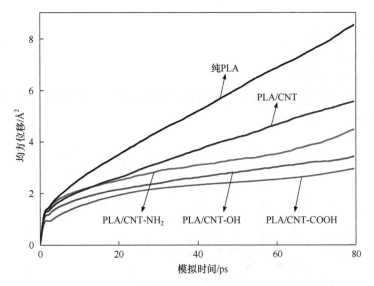

图 10-8　室温下不同体系中 PLA 分子链的均方位移曲线

10.3.4　拉伸性能

在分子模拟中，力学性能可以通过使用恒应变最小化方法来计算。考虑到 CNT 导致的复合材料结构各向异性，只通过轴向拉伸(平行于 CNT 轴向)来计算材料的拉伸性能，沿 z 方向对周期结构均匀施加 0.02 的小应变，在 x 和 y 方向分别施加 1atm(1atm=1.01325×10^5Pa)的压力 P，拉伸模拟示意图如图 10-9 所示。

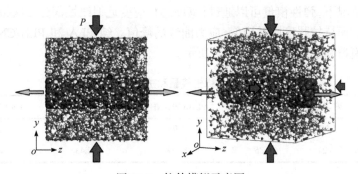

图 10-9　拉伸模拟示意图

每次施加应变后，将结构的势能重新最小化并计算，系统中的每个原子将根据拉伸后的大小自动动态平衡。复合材料体系在 z 方向的拉应力可以利用维里方程来计算[24]：

$$\sigma = -\frac{1}{V_0}\left[\sum_{i=1}^{N} m_i(V_i, V_i^{\mathrm{T}})\right] \tag{10-1}$$

式中，

　　　m_i——原子 i 的质量；

　　　V_i——原子 i 的速度；

　　　V_0——无失真体积。

最后，根据拉伸模拟结果得到纯 PLA 和 PLA/CNT 复合材料的应力-应变曲线，如图 10-10 所示。

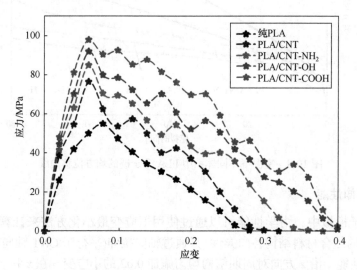

图 10-10　纯 PLA 和 PLA/CNT 复合材料的应力-应变曲线

一般情况下，弹性模量可以通过计算应力-应变近似线性部分二次拟合曲线的斜率得到，而抗拉强度则是应变-应力曲线的峰值。纯 PLA 和 PLA/CNT 复合材料的弹性模量和抗拉强度如表 10-2 所示。

表 10-2　不同体系弹性模量和抗拉强度的计算结果

项目	纯 PLA	PLA/CNT	PLA/CNT-NH$_2$	PLA/CNT-OH	PLA/CNT-COOH
弹性模量/GPa	1.08	1.88	1.95	2.03	2.36
抗拉强度/MPa	55.21	76.85	85.18	92.43	98.32

通过观察图 10-10 应力-应变曲线的变化趋势可以发现，在应力降低过程中，PLA/CNT 的应力并没有随应变线性下降，而纯 PLA 的应力-应变曲线呈线性变化。这是拉伸过程中 CNT 和 PLA 分子之间的界面滑移造成的。复合材料的抗拉强度受 CNT 与 PLA 分子间界面相互作用力的影响。对于纯 PLA，其弹性模量为 1.08GPa，小于文献[25]报道的实验结果 1.96GPa。产生这一现象的主要原因是两种方法使用的应变率差异较大。PLA/CNT、PLA/CNT-NH$_2$、PLA/CNT-OH 和

PLA/CNT-COOH 的弹性模量分别为 1.88GPa、1.95GPa、2.03GPa 和 2.36GPa，与纯 PLA 相比分别提高了 74.07%、80.56%、87.96% 和 118.52%。纯 PLA、PLA/CNT、PLA/CNT-NH$_2$、PLA/CNT-OH、PLA/CNT-COOH 的抗拉强度分别为 55.21MPa、76.85MPa、85.18MPa、92.43MPa 和 98.32MPa，与纯 PLA 相比，复合材料的抗拉强度分别提高了 39.20%、54.28%、67.42% 和 78.08%。

因此，在 PLA 中加入 CNT 可以提高 PLA 基体的弹性模量和抗拉强度。通过对比弹性模量和抗拉强度的大小可以发现，纯 PLA 及其复合材料的弹性模量和抗拉强度变化趋势相同，其大小关系为 PLA/CNT-COOH>PLA/CNT-OH>PLA/CNT-NH$_2$>PLA/CNT>PLA。该结果与 FFV 及相对浓度分布分析结果吻合较好，进一步说明了复合材料的结构与力学性能之间的关系，即分子间相互作用更强的致密体系会产生更大的弹性模量和抗拉强度。

10.3.5　分子间相互作用

填料与聚合物基体之间的强界面相互作用对复合材料的力学性能至关重要，因为载荷能从弱基体相有效地转移到强填料相[25]。体系中两个组分的分子间相互作用可以通过它们的结合能来评估。结合能越大，两组分的相互作用越强[26]。因此，对 PLA 和 CNT 的结合能进行研究将有助于更好地理解上述计算结果。结合能(E_{bind})的计算公式如下：

$$E_{bind} = -E_{inter} = -\left(E_{total} - E_{PLA} - E_{CNT}\right) \tag{10-2}$$

式中，

E_{inter}——体系中的相互作用能；

E_{total}——体系的势能；

E_{PLA}——体系中 PLA 的势能；

E_{CNT}——体系中 CNT 的势能。

不同 CNT 体系结合能计算结果如表 10-3 所示。

表 10-3　不同 CNT 体系结合能的计算结果　　(kcal/mol)

体系	E_{total}	E_{PLA}	E_{CNT}	E_{bind}
PLA/CNT	11424.45	8434.68	3313.29	323.52
PLA/CNT-NH$_2$	11034.82	8704.21	2727.66	397.05
PLA/CNT-OH	10739.27	8489.38	2694.63	444.74
PLA/CNT-COOH	10752.84	8861.28	2393.26	501.70

对比表 10-3 中不同体系的结合能不难发现，PLA/CNT-COOH 的结合能最大，其次是 PLA/CNT-OH 和 PLA/CNT-NH$_2$，PLA/CNT 的结合能最小，即 PLA/CNT-COOH>PLA/CNT-OH>PLA/CNT-NH$_2$>PLA/CNT。也就是说，CNT 上的官能团

对 PLA 与 CNT 界面结合能有明显增强作用，官能团对结合能的影响顺序为
—COOH>—OH >—NH₂。这一现象可能是官能团的极性所致。此外，这一结果与
FFV 的分析结果和 PLA 的相对浓度分布分析结果保持一致。因此，分子间相互作
用是影响 FFV 和 PLA 相对浓度分布的根本原因。更大的分子间相互作用产生更
小的 FFV 和更致密的体系。与纯 PLA 相比，PLA 与 CNT 的分子间相互作用更强，
其分子间相互作用大小关系为 CNT-COOH>CNT-OH>CNT-NH₂>CNT，这个结果
再次证实了上述分析结果的准确性。

为进一步揭示 PLA 与 CNT 间的相互作用机理，这里通过分析 PLA 与 CNT
间的对相关函数 $g(r)$ 来说明它们之间的界面相互作用。一般来说，$g(r)$ 越大，说明
两者间的相互作用越大[27]。为了分析 PLA 分子链与 CNT 间的对相关函数 $g(r)$，
以 PLA 分子链的所有原子为参考 A，以整个 CNT 为参考 B，$g(r)$ 的分析结果如
图 10-11(a)所示。以 PLA 分子链上的所有原子为参考 A，以 CNT 上的所有官能
团为参考 B，PLA 分子链与 CNT 上官能团的 $g(r)$ 分析结果如图 10-11(b)所示。

对比图 10-11(a)中 PLA 分子链与 CNT 之间 $g(r)$ 的大小关系，可以明显看出
PLA/CNT-COOH 的 $g(r)$ 高于 PLA/CNT-OH 和 PLA/CNT-NH₂ 的 $g(r)$，其中
PLA/CNT 的 $g(r)$ 最小。即 $g(r)$ 的大小关系为 PLA/CNT-COOH > PLA/CNT-OH >
PLA/CNT-NH₂> PLA/CNT，这也是它们分子间相互作用的大小关系。该结论与组
分间结合能的计算结果相同。如前所述，PLA 分子链与不同功能化 CNT 之间的
相互作用力是不同的，这种差异主要与 CNT 上的官能团不同有关。由图 10-11(b)
可以看到，在 $r=3\sim3.5$Å 附近对相关函数出现了一些峰值，这属于氢键的作用范
围[28]。说明 PLA 分子链与 CNT 官能团界面相互作用的差异主要是氢键作用导致，
其强度关系为—COOH >—OH >—NH₂。这进一步证实了之前的猜想，有助于理
解 PLA 分子链在 CNT 界面上的相互作用机制。

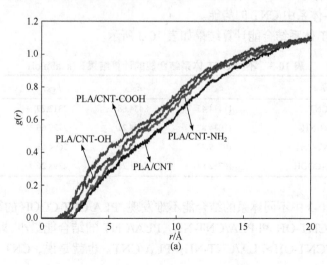

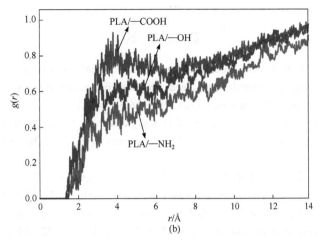

图 10-11　PLA 分子链和 CNT 间的对相关函数 $g(r)$

(a) PLA 分子链与 CNT；(b) PLA 分子链与 CNT 上的官能团

10.4　本 章 小 结

本章构建了纯 PLA 基体和 4 种不同 CNT(纯 CNT、CNT-NH$_2$、CNT-OH、CNT-COOH)填充 PLA 复合材料的分子模型，采用分子动力学模拟方法研究了CNT 对复合材料结构和性能的影响，为合理设计和制备性能优越 PLA/CNT 复合材料提供了指导。对 PLA 分子链的相对浓度分布、自由体积、分子移动、拉伸性能和分子间相互作用进行了模拟分析，有助于读者进一步从分子层面理解PLA/CNT 复合材料的结构、力学和动力学性能，同时也对 PLA/CNT 复合材料的设计和制备具有重要意义。主要结论如下：

(1) CNT 的类型影响了 PLA 分子链在复合材料中的浓度分布，越靠近 CNT，PLA 的相对浓度越大，其大小关系为 PLA/CNT-COOH > PLA/CNT-OH > PLA/CNT-NH$_2$> PLA/CNT。

(2) 加入 CNT 后，PLA 聚合物的 FFV 和移动性显著降低，体系中 FFV 的大小关系为 PLA > PLA/CNT> PLA/CNT-NH$_2$ > PLA/CNT-OH > PLA/CNT-COOH。

(3) CNT 的加入使得 PLA 基体的弹性模量和抗拉强度均有明显提高，4 种体系抗拉强度大小关系为 PLA/CNT-COOH > PLA/CNT-OH > PLA/CNT-NH$_2$> PLA/CNT> PLA，这与 FFV 和相对浓度分布分析结果一致。密度越大，分子间相互作用越强，弹性模量和抗拉强度越大。

(4) PLA 分子链与 CNT 官能团之间的界面作用主要是氢键作用，其强度关系为—COOH >—OH >—NH$_2$。

参 考 文 献

[1] Wei Q, Sun D, Zhang K, et al. Research on the miscibility, mechanical properties and printability of polylactic acid/poly (e-caprolactone) blends: Insights from molecular dynamics simulation and experiments[J]. Journal of Materials Science, 2021, 56:9754-9768.

[2] Zhao C, Wu H, Ni J, et al. Development of PLA/Mg composite for orthopedic implant: Tunable degradation and enhanced mineralization [J]. Composites Science and Technology, 2017, 147: 8-15.

[3] Zhang B, Wang L, Song P, et al. 3D printed bone tissue regenerative PLA/HA scaffolds with comprehensive performance optimizations [J]. Materials & Design, 2021, 201: 109490.

[4] Singh S, Singh G, Prakash C, et al. 3D printed biodegradable composites: An insight into mechanical properties of PLA/chitosan scaffold [J]. Polymer Testing, 2020, 89: 106722.

[5] Gartner H, Li Y, Almenar E. Improved wettability and adhesion of polylactic acid/chitosan coatingfor bio-based multilayer film development [J]. Applied Surface Science, 2015, 332: 488-493.

[6] Saniei H, Mousavi S. Surface modification of PLA 3D-printed implants by electrospinning with enhanced bioactivity and cell affinity [J]. Polymer, 2020, 196: 122467.

[7] Ju S P, Chen C C, Huang T J, et al. Investigation of the structural and mechanical properties of polypropylene-based carbon fiber nanocomposites by experimental measurement and molecular dynamics simulation [J]. Computational Materials Science, 2016, 115: 1-10.

[8] Torres-Costa V, Martínez-Muñoz G, Sánchez-Vaquero V, et al. Engineering of silicon surfaces at the micro-and nanoscales for cell adhesion and migration control [J]. International Journal of Nanomedicine, 2012, 7: 623-630.

[9] Bettinger C J, Langer R, Borenstein J T. Engineering substrate topography at the micro- and nanoscale to control cell function [J]. Angewandte Chemie, 2010, 48: 5405-5415.

[10] Pei B, Wang W, Dunne N, et al. Applications of carbon nanotubes in bone tissue regeneration and engineering: Superiority, concerns, current advancements, and prospects [J]. Nanomaterials, 2019, 9: 1501.

[11] Gerasimenko A Y, Ichkitidze L P, Podgaetsky V M, et al. Biomedical applications of promising nanomaterials with carbon nanotubes [J]. Biomedical Engineering, 2015, 48: 310-314.

[12] de Menezes B R C, Rodrigues K F, Fonseca B C S, et al. Recent advances in the use of carbon nanotubes as smart biomaterials [J]. Journal of Materials Chemistry B, 2019, 7: 1343.

[13] Begum P, Ikhtiari R, Fugetsu B. Potential impact of multi-walled carbon nanotubes exposure to the seedling stage of selected plant species [J]. Nanomaterials, 2014, 4: 203-221.

[14] Khalid P, Suman V B. Carbon nanotube-hydroxyapatite composite for bone tissue engineering and their interaction with mouse fibroblast L929 in vitro [J]. Journal of Bionanoscience, 2017, 11: 233-240.

[15] Gutiérrez-Hernández J M, Escobar-García D M, Escalante A, et al. Evaluation of osteoblastic cells on bacterial cellulose modified with multi-walled carbon nanotubes as scaffold for bone

regeneration [J]. Materials Science and Engineering C, 2017, 75: 445-453.

[16] Wang Y, Fan Z W, Zhang H, et al. 3D-printing of segregated carbon nanotube/polylactic acid composite with enhanced electromagnetic interference shielding and mechanical performanc [J]. Materials & Design, 2021, 197: 109222.

[17] Zhou Y, Lei L, Yang B, et al. Preparation and characterization of polylactic acid (PLA) carbon nanotube nanocomposites [J]. Polymer Testing, 2018, 68: 34-38.

[18] Chiu W M, Chang Y A, Kuo H Y, et al. A study of carbon nanotubes/biodegradable plastic polylactic acid composites [J]. Journal of Applied Polymer Science, 2008, 108: 3024-3030.

[19] Kong Y, Yuan J, Qiu J. Preparation and characterization of aligned carbon nanotubes/polylactic acid composite fibers [J]. Physica B-Condensed Matter, 2012, 407: 2451-2457.

[20] Thomas M S, Pillai P K S, Faria M, et al. Electrospun polylactic acid-chitosan composite: A bio-based alternative for inorganic composites for advanced application [J]. Journal of Materials Science: Materials in Medicine, 2018, 29:137.

[21] Xie Q, Fu K, Liang S, et al. Micro-structure and thermomechanical properties of crosslinked epoxy composite modified by nano-SiO_2: A molecular dynamics simulation [J]. Polymers, 2018, 10(7): 801.

[22] Ryu J, Park R, Kim D S. Connolly Surface on an atomic structure via voronoi diagram of atoms [J]. Journal of Computer Science and Technology, 2006, 21: 255-260.

[23] Zhang W H, Qing Y, Zhong W H, et al. Mechanism of modulus improvement for epoxy resin matrices: A molecular dynamics simulation [J]. Reactive and Functional Polymers, 2017, 111: 60-67.

[24] Tsai D H. The virial theorem and stress calculation in molecular dynamics [J]. Journal of Chemistry Physics, 1979, 70:1375-1382.

[25] Liu F, Hu N, Ning H M, et al. Molecular dynamics simulation on interfacial mechanical properties of polymer nanocomposites with wrinkled graphene [J]. Computational Materials Science, 2015, 108:160-167.

[26] Qiu L, Xiao H M. Molecular dynamics study of binding energies, mechanical properties, and detonation performances of bicyclo-HMX-based PBXs [J]. Journal of Hazardous Materials, 2009, 164(1):329-336.

[27] Xiang Y, Xu R G, Leng Y S. Molecular dynamics simulations of a poly(ethylene glycol)-grafted polyamide membrane and its interaction with a calcium alginate gel [J]. Langmuir, 2016, 32:4424-4433.

[28] Yang J, Gong X, Wang G. Compatibility and mechanical properties of BAMO-AMMO/DIANP composites: A molecular dynamics simulation [J]. Computational Materials Science, 2015, 102: 1-6.